健康を実感できるいわせシステム

生命を活性化すると人生が変わる――

愛真道場いわせ接骨院　院長
岩瀬和仁

知道出版

はじめに

「病苦を取り除く」

この永遠のテーマを胸に、そして「真に健康で充実した人生を得る」ために、日々研鑽を重ね、学び続けてきました。しかし、医療技術が進歩した今日でさえ、残念なことに病苦は増え続けており、全国各地からさまざまな症状でお悩みの方々が毎日、私のもとに来院されます。

このような医療の仕事をさせていただいている私自身も心身を患って苦悩した経験があります。まだ十代の後半でしたし、西洋医学的な検査では、どこにも異常が見つからない状態でしたから、まわりの大人たちからは「怠け病だ」などと言われてしまうありさまでした。

しかし、本人にとってはどうにもならない程につらい毎日だったのです。

そんな姿に見かねた親戚の者からの勧めで、片道3時間はかかる西所沢の愛泉道院因泥接骨院に通院することになったのです。お香の焚かれた道場のような雰囲気の中で「これではつらかったでしょう」とはじめて自分の身体の状態を言い当てられて、涙があふれたのをいまでも覚えています。

愛泉道院で「身体の調整」を受け、また院長の因泥哲彦先生に生命哲学のご指導をいただきながら心身ともに気力が満ちて、自らの足で一歩踏み出す勇気が湧いてきたのでした。

この経験から、しっかりとした思考訓練を積む必要を感じ、東洋大学に進学して印度哲学科に学び、印度哲学・仏教学を修めました。こころとカラダはひとつであり、カラダにおこるさまざまな症状や痛みにはこころが関わっているということも、古くから東洋思想の語るものです。

その後、因泥哲彦先生のもとで9年半の歳月をかけ治療技術を学び、多くの臨床経験を積んで、2001年9月愛真道場いわせ接骨院を開院させていただきました。

その後も私は、仏教哲学をベースにこころとカラダの精妙な全体性をコツコツと身をもって研究してきました。現在それが対症療法にとどまらず、こころとカラダの微細波の調整という最新のテクノロジーを扱うことで、来院される多くの方々の病苦回復に成果を上げてきました。

本書は、私が「ヒューマン・アップグレード・システム」と銘打ったこのいわせシステムに注目していただいた出版社からの強い要望により、まだまだ進化途中のその一端を解説することになったものです。

来院される方々を主体とする理想的施術を目指すのはもちろんのこと、私はこのいわせシステムを後世のこころある医療人に伝えるために、人財育成にも注力していきたいと願っています。

本書が、読者のみなさんの「真に健康で、幸せな充実した人生を得る」一助となれば、これに勝る喜びはありません。

いわせシステム　目次

第2章 「ヒューマン・アップグレード・システム」……47

第1章

生命力を最適化する接骨院

医療、治療行為とは何か

医療、治療行為とは何だと思いますか。

健康な人は、そんなことを考えたこともないのではないでしょうか。

体調を崩したり、何か怖い病名をつけられたりしても、医療とは何か、治療って何をされているのか、いま現在、医療機関に通院している人でも疑問に思っている人は少ないと思います。

病院など医療機関に行って専門家に診てもらえば、治してもらえると思っている人がほとんどなのではないでしょうか。

私のところに研修に来られる先生方は、「ヒューマン・アップグレード・システム」をセミナーやテキストで勉強して、「生体共鳴で生命維持システムを最適化する」などの説明を真剣に学んでくれます。この先生方に「医療って何だと思いますか、治療って何をしているのですか」と質問しても、みなさん「え？」と、頭をひねられ、自信をもって即答できる先生はほとんどいません。

「それでは病院では何をしているのですか」と質問すると、もう答えられなくなります。

私は医療、治療行為とは、医療人が痛みや体調不良を抱えた患者さまに、何かしらの「アクションを与える行為」だと考えています。

「すべてのアクションには、それと同等な正反対のリアクションが存在する」

ザ・ヤマサキ・システムの創始者、山﨑雅文先生の師匠であるD.C.Ph. ピアースの真実を示す言葉です。

すべての医療行為（アクション）には、それと同等の身体の反応（リアクション）すなわち「結果」が伴うものです。

その反応がよい結果であったのか、それとも悪い結果となったのか、プロフェッショナルの医療提供者であれば、分析に基づき、その結果に責任を持つ必要があるのです。

よい結果であれば、それを患者さまにわかるように示して「この医療行為（アクション）はあなたを健康に導くことができるでしょう」とお伝えして自信をもって健康回復の担当を続けるべきです。

しかしアクションに対して体の変化が起きない、もしくはさらに悪い結果をもたらしたら、この医療行為では健康に導くことができないと伝えて健康回復の担当を辞退すべきです。もっと重大な病気が隠れているかもしれませんし、変化が起こせないのに、その医療行為に期待だけを持たせて引っ張っても、病気の発見が手遅れになるなど、かえって患者さまを傷つけることにもなりかねません。

治療行為の目的は、体調を崩してしまった人を健康にすることです。治療は確かなものでなければ、何の意味もないのです。

作用と反作用の原理

「すべてのアクションには、それと同等な正反対のリアクションが存在する」とは、物理現象や化学反応の法則とも言えることで、宇宙の理、天則とも言えます。

病院で医師が患者さまに処方する薬にも、この法則は当然ながら当てはまります。

ここでお話しする医師が患者さまに薬を処方するという医療行為もアクションとお考えください。ですから、このアクションにも当然リアクションが伴うわけです。

実際、厚労省で薬の登録を受けている薬にはすべて「作用」と共に「副作用」が明記されています。

例えば、痛みを緩和する成分であるイブプロフェンの入った薬には、痛みの緩和という「作用」と共に、腎臓の機能に負担をかける「副作用」があることが明記されています。

余談ですが、このような薬の「作用、副作用」は、バイオレゾナンスの実践機でエネルジェティックな視点では確認をすることができます。

重篤な病状で緊急搬送された患者さまが医療機関に運ばれると、救急救命室でさまざまなバイタルサインを検査機器でチェックしながら、救急救命医が薬の投薬などの医療行為を施して、生命の反応をリアルタイムで確認しながら命をつなぎます。

このように医師が薬を処方するなどの医療行為をする時には、患者さまの状態を正しく診て、医学の知識や臨床の経験から、薬の作用と副作用を天秤にかけて処方しているのだと思います。

私の知っている医師は看護師をはさんで「オーリングテスト」という方法で、その薬が患者さまに適合性があるかどうか確認してから処方していました。

「オーリングテスト」とは、正式には「バイ・ディジタル・オーリングテスト」といって医学博士・薬理学博士の大村恵昭先生が開発され、生体を使った医学的診断法として1993年に世界で初めてアメリカの特許を取得しています。

バイ・ディジタル・オーリングテストは、正式な講習を受けて実践することが推奨されていると聞いています。やり方を間違えると、検査をする医師、間に入った看護師に健康被害がもたらされる場合もあるようなのです。

バイオレゾナンスの健康法を発明したパウル・シュミットは、このことに早くから気づいていて、クライアントの健康と同時に施術者の健康も願い、情報を蓄積しない素材が研究され、パウル・シュミットのバイオレゾナンスメソッドには導入されています。ですからパウル・シュミットのバイオレゾナンス実践機があれば、施術者や看護師の身体に負担をかけずに、薬やサプリメントが、エネルジェティックな視点で適合性があるか判定できるのです。

一般的な接骨院や治療院に行くと、大体いつも同じメニューの繰り返しで「はい、いいですよ。今日はこれで様子を見てください」と言われても、何の疑問も持たず、お支払いして、また言われたとおりに通院しますよね。そして、次に来院すると「今日はどうですか？」と様子を尋ねられます。

もしあなたが「余計に痛くなっちゃいました」なんていうと「なんかやっちゃいましたか？」というだけで何かの検査や分析をすることもなく、患者さまの訴えた部位に電気を当てたり、冷やしたり、温めたり、もんだり、マッサージを施します。

この場合、電気療法、冷罨法《れいあんぽう》、温罨法《おんあんぽう》、医療マッサージという医療行為を患者さまに与えたことになりますが、その医療行為に対する生命の反応を確認して、よい結果となったのか、より悪くなったのか、何も変化がなかったのか評価して説明される先生は少ないと思います。

そして「これでまた様子を見てください」と言われて帰ります。この場合、施術行為の結果を判断しているのは先生ではなくて、患者さまになりませんか。

ただ「様子を見てください」には、保険医療制度のシステムにも理由があると思います。保険医療は、何か症状があって、その症状に対しての医療行為になるので、それ以上の処置をしても医療費を請求できないからです。だから「これで様子を見て」もっと症状が悪くなったら、薬を強くするとか、手術を選択するということになるのでしょう。

いろいろな事情があるのでなかなか理想的な医療を提供するのは難しいのですが、理想的なことを申し上げれば、施術前後の検査をして、提供する施術がもたらした結果について患者さまにわかるように示すのが、信頼できる正しい医療だと私は考えています。

私の「愛真道場いわせ接骨院」では、施術前・施術後の検査をとても大切にしています。

一つひとつの施術についても、どのような反応が起きたか即座に検査・分析するシステムをとっています。ですから、このような状態のクライアントには、このアプローチは有効だということも臨床で積み上がっていくので、新たに有効な施術法がどんどん発見されていきます。

また臨床では、施術前、施術後の結果をカルテに記録していくので、次のご来院の際に「痛みが強くなった」と言われたら、その日の検査と照らし合わせて分析することができるようになっています。回復に向かう過程での痛みなのか、他に原因があるのかなどを詳細に分析できます。

経過を正しく見ていくと、座り方や寝かたなどの生活習慣動作に原因が潜んでいたり、食生活などの生活習慣に起因する体内環境に原因が潜んでいることがわかります。

「愛真道場いわせ接骨院」のトリートメント、ヒューマン・アップグレード・システムでは症状を起こす原因を、このようなアプローチで分析しているのです。

座り方や寝かたに原因があることが判明すれば「姿勢とからだの働き」の検査結果に基づき、日常生活動作や姿勢についての指導もします。場合によっては有効な体操をお伝えすることもあります。

エネルギーボディに問題があると判断したら、バイオレゾナンス実践機でエネルジェティックな視点で生活習慣と環境にひそむ原因を検査・分析し、それを削減する方法を伝えます。決して患者さまだけに「様子を見てもらう」のではなくて、しっかりと生命の反応を経過観察しつつ、症状だけではなく、その原因にアプローチする必要なアクションを提供して、患者さまと二人三脚で真に健康で充実した人生を得ていただくのです。

病気という名の落とし穴

私がこの医療の道に進むきっかけを与えてくれた「愛泉道院因泥接骨院」の因泥哲彦先

生という治療家がいます。

私が敬愛しているこの因泥哲彦先生が、「病気という名の落とし穴」という小冊子を1980年代に発行しています。

「病気という名の落とし穴」という、当時から斬新な視野をお持ちだった先生の慧眼には学ぶことが多くありました。そして、このタイトルの本当の意味が最近ようやくわかってきたように思います。

現代医学は科学です。では、どんな科学なのかと言うと、人体に起きる不都合と思えるさまざまな現象、症状を事細かに観察して分類し、その現象にふさわしい名前、病名をつけているのだと思います。

例えば、のどが痛くなって診療所の外来に行くと医師が「あ〜んしてください」と口の中を診てくださいます。視診によって咽頭が赤く腫れて炎症しているのであれば、医学の分類に基づいて咽頭炎という診断が下され、咽頭の炎症を抑制する効果のある薬品が処方されるのだと思います。

接骨院は運動器といって首、肩、背中、腰、膝、足首などのケガや不調が専門なので、そのような箇所に不調を訴えてご来院される方が多くいます。

柔道整復師は、医師ではないので病名を診断することはできませんが、たとえば、膝が痛くて来院された方を診ますと、たいていは赤く腫れ熱を持っています。これらの現象は「炎症」ですから、整形外科医であれば「膝関節炎」という診断名を付けると思います。そして、膝関節の炎症を抑える効果のある薬や注射、シップが処方されるでしょう。

私たちの身体を構成する物質は、主にタンパク質ですから、炎症が長く続くと熱によって硬くなり徐々に変性します。長く炎症が続くと、膝関節を構成するタンパク質や骨までもが変性してきます。それは視診や触診だけでもわかります。生卵を茹でて熱すると硬いゆで卵ができるのと同じです。

パウル・シュミットはバイオレゾナンスの実践機で、病気はエネルギーボディからはじまって、周波数の高い桁から低い桁に向かって進行し肉体にあらわれると観察しました。このことは、このように肉眼でみることのできる肉体のレベルでの症状でも確認することができます。周波数の高い桁は生卵、低い桁はゆで卵です。

膝関節の症状は悪化して変形という現象に至ると、整形外科医が診て「変形性膝関節症」という病名に分類されると思います。変形がひどく進行してしまうと、人工関節などの手術をすすめられることになります。

一般的な接骨院ならば、患者さまの主訴、膝が痛いのであれば、痛みのある膝関節を視診や触診で判断します。ふつうは、健側といって痛みのない側の膝と比較してみることが多いでしょう。それで痛い箇所に痛みを緩和する電気療法や、温罨法、冷罨法、マッサージなどを施して様子を見てもらいます。

私は、膝だけみて治すことは不可能と考えています。症状（現象）には必ず原因があると診るからです。しかも原因は一つではなく、たいていは複数の原因がお互いに影響し合い、その結果が氷山の一角のように症状として表われていることがほとんどだからです。

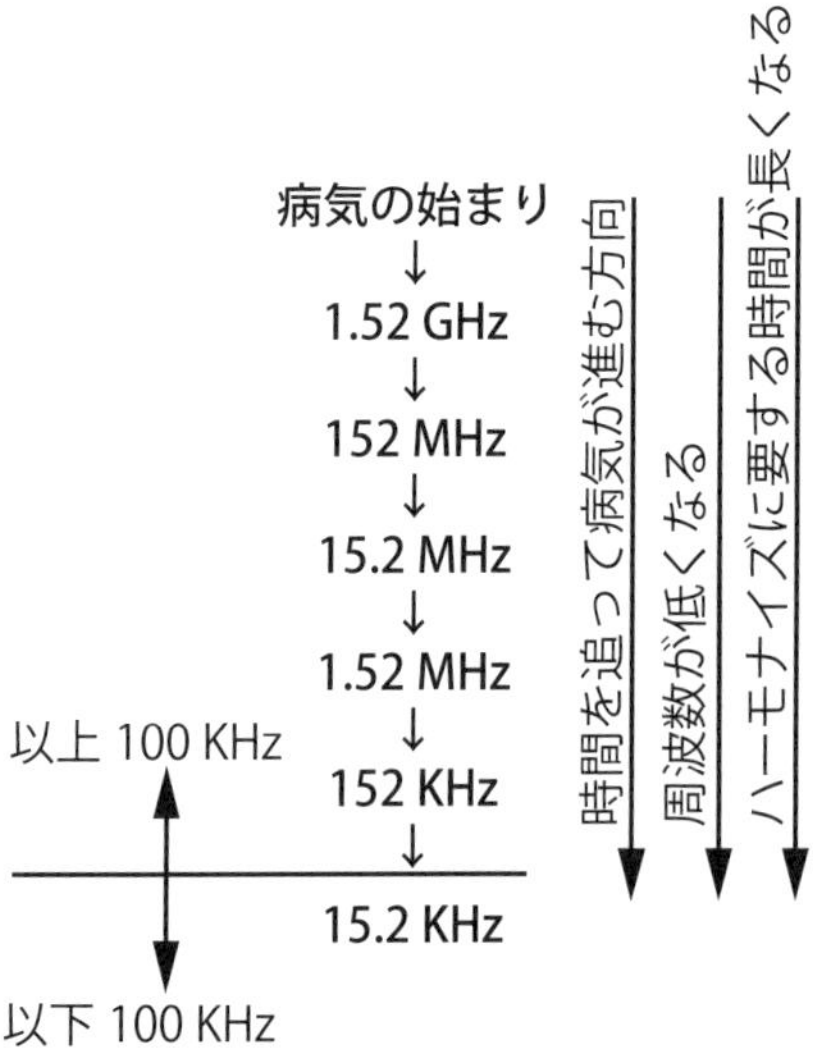

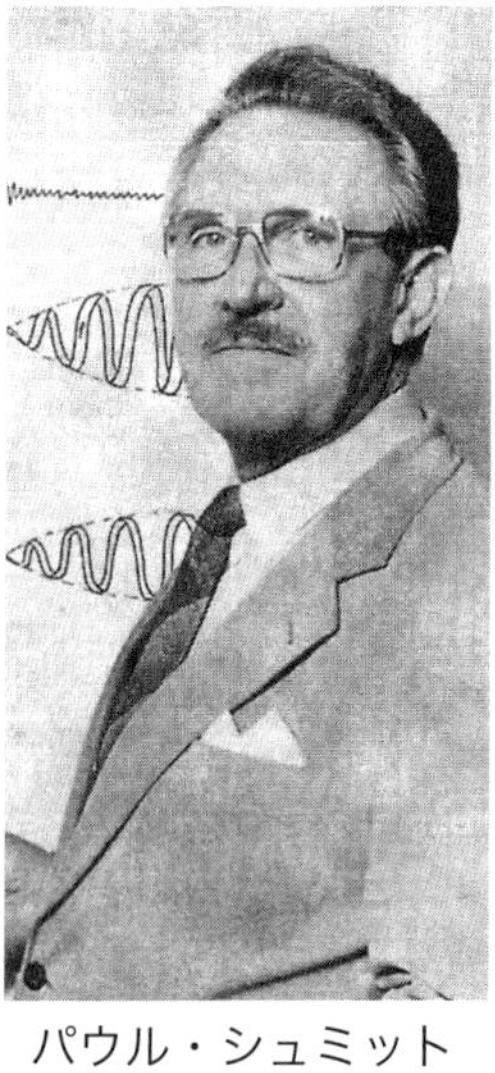
パウル・シュミット

姿勢の崩れからくる物理的な原因や、生活習慣や環境からくる体内環境のアンバランスなどさまざまな原因で、その結果として痛みなどの症状があらわれるのです。いやむしろ、これ以上無理に動くと、生命を維持する働きに過度な負荷を強いるので、さらに強い痛みを起こし、からだを守ろうとしているのではないかと考えることもあります。痛みなどの症状は、生命が発するエマージェンシーサインとも言えるからです。

保険医療機関で行っている医療行為はすべて対症療法です。現象としてあらわれている症状を緩和する療法のことです。薬やシップなどは日々改良され、即効性のあるものも出てきているので症状が治まれば治ったこととなり、医療行為の提供もそこで終了します。

しかし症状を起こす原因は解決していないので、生命を維持する働きへの過重な負荷は残ったままということもあるのではないでしょうか。

繰り返し症状が出てくると「癖になりましたね」と言われることがあるようですが、癖ではなくて根本的な原因が未だ解決していないのです。

そのたびに対症療法のみを繰り返していると、生命としては無理を強いられているわけですから、生命維持システムへの負荷はより強まり、膝関節炎が変形性膝関節症に進行し、人工関節に置換する手術をしなければならなくなります。

ですからもっと前に、痛みのサインをチャンスと捉え、根本的な原因を削減していれば、病気が進行して手術をするほどの悪化は防げたのではないでしょうか。

しかも生命維持システムへの負担は残っているわけですし、人工関節は大切な骨を切るわけですから、体構造の支持機能も低下するし、骨の中のとても大切な臓器である血液をつくる骨髄にも多大な影響を及ぼし、さらに生命維持システムの働きは弱くなっていき、さまざまな病名を付されることにつながりかねません。

もうおわかりだと思います。

「病気という名の落とし穴」という見かたは、病気という現象だけに振り回されることなく、原因をしっかりと見て、それを削減していけば、病気という現象は消えていきますよ、ということなのです。

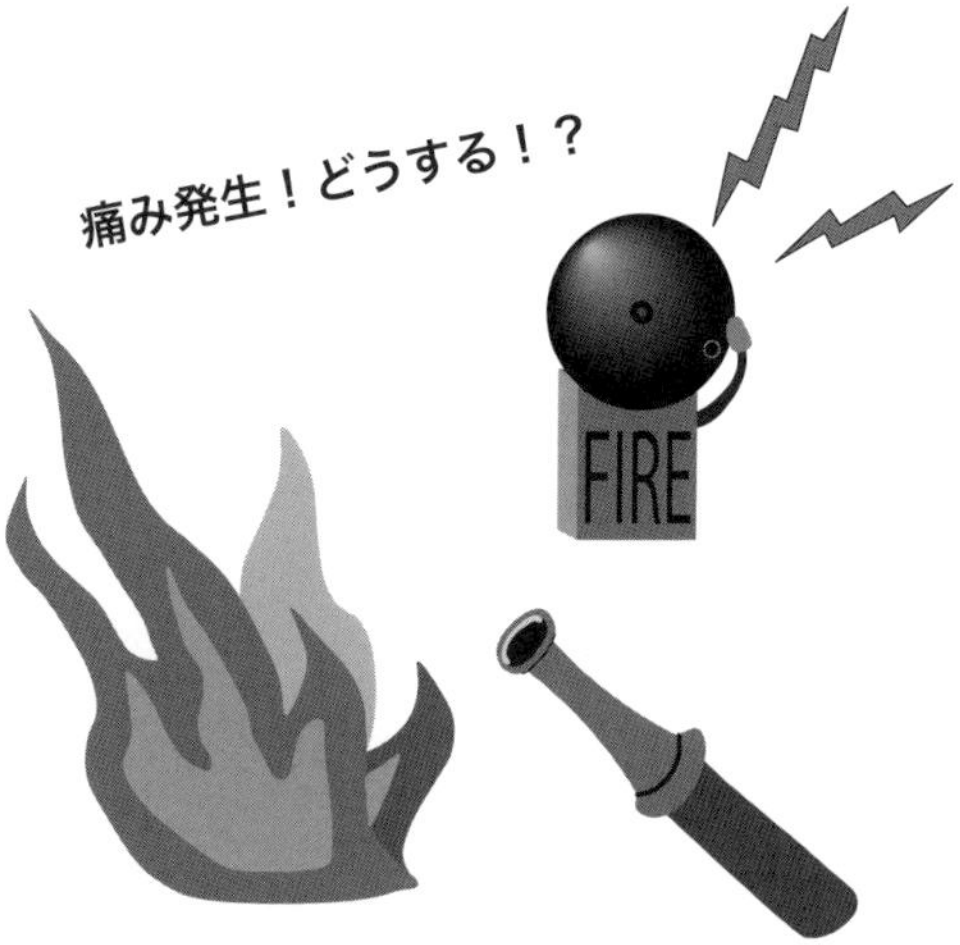

ガンという病名はまだまだ人に恐怖心を与えます。しかしガンという病名は細胞分裂にエラーが生じ細胞構成に異常が起きていますよ、という現象をあらわしているのです。その状態が進行してこのままだと命が危ないとなれば、大事な臓器を手術で摘出します。場合によっては、人工放射線や抗ガン剤でエラーの起きたガン細胞に対症療法を施します。

しかし、その処置だけで本当に大丈夫なのでしょうか。

その他にも私たちの命をおびやかす病気はたくさんあります。現代病とも言われるこれらの病気は「生活習慣病」と言われるようになりました。以前は「成人病」と呼ばれた時代もありましたが、大切な子どもたちにも同じような病気が起きるようになって「生活習慣病」と呼ばれるようになったのです。

しかし現代医療は病気という名の分類をして、対症療法には長けているけれど、生活習慣に原因があるというのに、個別に生活習慣や環境に潜む原因を詳しく検査、分析して改善策を提案しているでしょうか。

一般的な保険医療機関では原因についてまでは対応できていないと思います。国民皆保険制度は濃厚医療を嫌いますし、保険医療のシステムが、でき合い性のシステム、症状に対する医療システムだからです。ですから、いわせ接骨院では、いまは保険医療をやめました。「ヒューマン・アップグレード・システム」のアプローチが保険医療のシステムに合わないのです。

毎日、全国からさまざまな病名をつけられて苦悩する方々がご来院されます。何件もドクターショッピングをしてどこに行っても同じ保険医療システムでのアプローチなので何年も苦悩から解放されず、愛真道場いわせ接骨院に漂着するといった感じです。

症状、現象のみを事細かに検査して、対症療法のみに留まっているからなのでしょう。まるで「もぐらたたきゲーム」でもしているかのように思えます。頭痛が出たら頭痛薬、肩こりがきたら筋弛緩剤やマッサージ、血圧が上がったら降圧剤というように、出てきたものを叩いているだけで、もぐらがなぜ出てくるのか、その背後に潜む原因を診ようとしないといった具合です。

国民皆保険制度は、良い面も多々ありますが、マイナスの面もあることを十分理解した上で活用すべきです。治療やトリートメントを選択するということは、その日からの人生を大きく決定づけることにもなるのです。

「愛真道場いわせ接骨院」が提供する「ヒューマン・アップグレード・システム」とは病気を治すのではなくて、病気という現象を起こしている原因を検査・分析して、それを削減することに特化したシステムトリートメントなのです。

手技による骨格矯正の限界

肩こりの原因は肩もみ

スタンダードな医療を長年受けてこられた患者さまには「筋肉が凝り固まっているから、ほぐしてくれ」と言われることがあります。

長年、肩こり、首の痛み、背中の張り、腰痛で悩んでこられて、何年も医療機関に通い、凝り固まっている部位をもみほぐしたり、電気療法で温めたり緩めたりしてもらっても良くなるどころか、どんどん悪化してどうにもならなくなって、保険の効かない当院に来られてもなお「もみほぐしてくれ」と言うのです。

自身の不調の原因は、筋肉が凝り固まっているからなのだと洗脳されているようにも思えるほどです。

そういうクライアントさんの首や背中の皮膚は、焼けただれたようにくすんで赤茶色く変色しています。筋肉は腫れてボコボコ変形しています。皮膚や筋膜、筋繊維が切れて炎症を起こすことで、生命維持システムが傷んだ組織を修復しようと固くしているのでしょう。一度のケガで痛めた部位は、こんな風に焼けただれたように変色したり、筋膜や筋肉がボコボコには変形していません。これは過度な対症療法、もみほぐしや電気療法、家庭での肩もみ、肩たたき、マッサージチェアが原因なのです。

ですから、いま現在の肩こりや、背中の張り、腰痛の原因は「肩もみ、マッサージチェア、もみほぐし」なので、これを止めないとよくなりませんとお伝えします。しかし、もみほぐしの刺激は一時的に脳に心地よさを与えるのでしょう。みなさん、なかなか止められません。そこで二つのことをお伝えします。

一つ目は、肩もみ、マッサージチェア、もみほぐし等を続けているとどうなるのか、そのリスクです。二つ目は、からだの構造的な真の原因です。できるだけわかりやすく理解しやすいように、スーパーの鮮魚コーナーでのたとえ話から説明します。

鮮魚コーナーでのたとえ話

お買い物をしていたら、鮮魚コーナーで小さな男の子を連れた若い主婦がいました。

ママはお刺身コーナーで、パパの今夜のおつまみを夢中で物色しています。

小さな男の子は、初めて見る小魚をみて「ママ、お魚さんだ！　お魚さん」と興奮して生の小魚をブチブチ指で押しています。

「それを見たあなた、その魚、買いますか？」と質問します。

みなさん「買いません」と即答します。「どうしてですか？」と質問すると「ブチブチ指で押されて魚が傷んだから」と答えます。

魚の筋肉も、私たちの筋肉もタンパク質でつくられた同じような組織です。ですからブチブチ指で押された魚が傷むように、私たちの筋肉ももみほぐすと傷みます。

鮮魚コーナーに並んでいる魚は死んでいるので、傷んだ組織を修復するための炎症反応は起きませんが、圧力によって酸化して早く腐ってしまいます。だけど私たちは生きているので、もみほぐして傷んだ組織を修復するために炎症反応が起きます。

「アクションには、それと同等な正反対のリアクションが伴う」という法則はここでも当てはまります。

炎症には「熱感」も伴います。生命を維持する働き、生命力が、もみほぐしによって切れた筋膜や筋繊維を「熱」によって固めようとしているのです。タンパク質は、ゆで卵と同じで熱を与えれば固まります。だけど健康とは、ゆで卵ではなくて可動性があって変化しやすい生卵のような状態なのです。

十分に修復されないうちに、また過度なもみほぐしで傷めてしまうので、さらに生命力が「炎症」を起こして傷めた組織を修復します。この繰り返しで、筋肉の表面がボコボコになって、皮膚が赤茶く焼けた後のようにくすむのでしょう。このように「肩もみは肩こりの元」は事実なのですが、生命に対する影響はもっと深刻なのです。

筋膜、筋肉、皮膚は、結合組織です。関節や血管も同じような結合組織です。ですから長期間もみほぐしやマッサージチェアを繰り返すことにより関節や血管の内壁にも慢性的な炎症反応が起きます。これが厄介な関節炎を引き起こし、動脈の炎症の原因になることもあるのです。

マッサージチェアは、交流電磁場を発生させるので、エレクトロスモッグの負担もかかり、さらに炎症の原因が加わります。

医療機関に設置されている電気療法の機器は医療機器なのでアースをすることになっています。しかし交流電磁場を検査機器で測定すると十分な接地抵抗がなされていない機器もあるし、ビルに入っている医療機関では、ビル全体のアースが十分でないケースもあると聞いています。

健康になるために受けていたアクションが逆に健康を損ねる行為になっていて、これが長期に及ぶと、結合組織の炎症が悪化して変性を起こします。関節炎は、関節拘縮や関節変形に、動脈炎は動脈硬化に悪化します。動脈硬化は脳梗塞や心筋梗塞に繋がることもあるのです。

それから、もうひとつ大きなリスクがあると私は考えています。筋肉は筋紡錘といって紡錘形になっています。そして紡錘形の筋肉は筋膜という薄い膜で覆われています。

立っている時、筋紡錘は縦軸に圧力がかかり筋膜は横軸に広がりますよね。横になると筋紡錘は横軸に圧力がかかり筋膜は縦軸に広がります。

では傾斜のある坂道を上っているときは、筋肉や筋膜にどんな圧力がかかるのでしょうか。ちょっと説明するのは難し

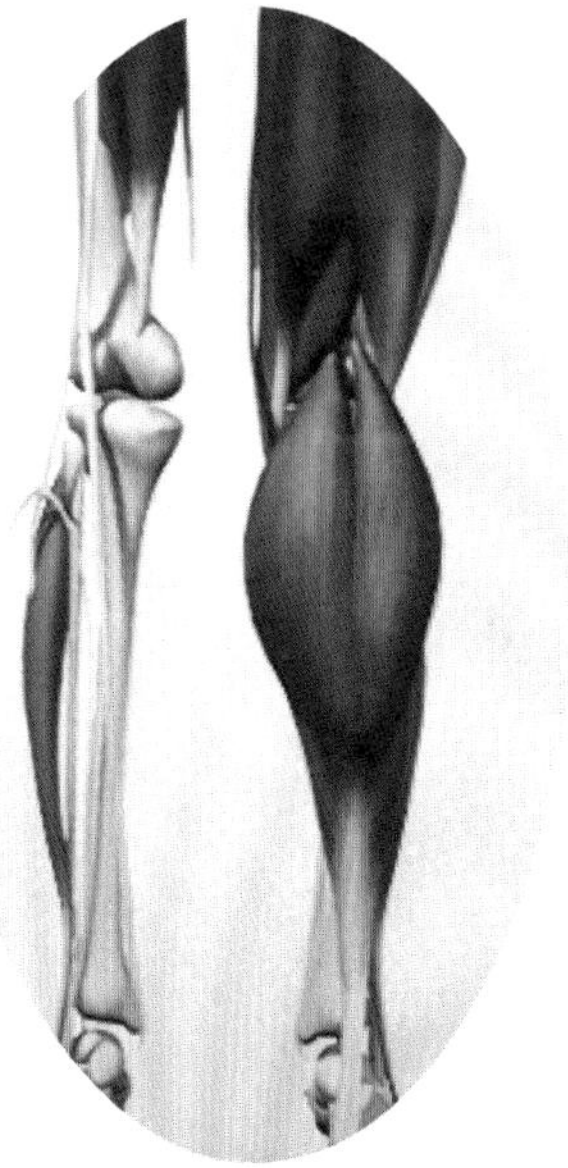

筋紡錘

いですが、私たちは無意識にその傾斜を正確に把握して倒れることなく上っていけますよね。いま、傾斜角7度、左に3度傾斜した坂道を上っているので、ここの筋肉をこれくらい収縮させて……なんて考えてないですよね。

筋肉や筋膜は、運動器でありながら非常に大切な感覚器官でもあるのです。筋紡錘や筋膜にかかる圧力を生命維持システムの一つである脳・脊髄を中心とした神経ネットワークが無意識に分析して姿勢を制御しているのです。目玉を強く擦ったり押したりすると充血したり失明することがわかっているので、みなさんはとても気をつけて扱いますが、筋肉や筋膜も同じ扱いを心掛けるべきなのです。

精肉コーナーでのたとえ話

もみほぐしのリスクに加え、もう一つお伝えしていることは、肩こり、首の痛み、背中の張り、腰痛などの最初の原因です。姿勢、体の構造的な真の原因とも言えます。

精肉コーナーでサーロインステーキが特売になっていたので、久しぶりに今夜のおかずはステーキにしようとワクワクして家に帰ります。よく見るとかなり筋張っていて、少し試しに焼いてみたら硬くて噛み切れません。仕方なく、筋を切ったり、食べやすいように包丁の背で叩いて柔らかくしますよね。

　食べるお肉ならこれでよいのですが、私たちの筋肉は食べるわけでもないし、重たい頭を支え直立二足で歩行し、両手で複雑な作業をする際にもバランスを取り、からだを支持する大切な働きを担っています。ですから、もみほぐしで柔らかくなりすぎると、からだを支える力も弱くなります。

　頭は前についているのでさらに前に倒れていき、背中は丸まって、さらに弱くなると側弯を起こしてその張力でからだを支えようと全身に補正作用が起きてますますつらくなります。

　では最初の原因はいったい何だったのでしょうか。

　ザ・ヤマサキ・システムでは、ケガによる体の構造（姿勢）のゆがみとみていきます。逆子や鉗子分娩、吸引分娩など生まれるときの異常分娩、ハイハイから立ち上がっ

姿勢(構造)が崩れる原因
【神経圧迫の原因】　⇒　ケガ

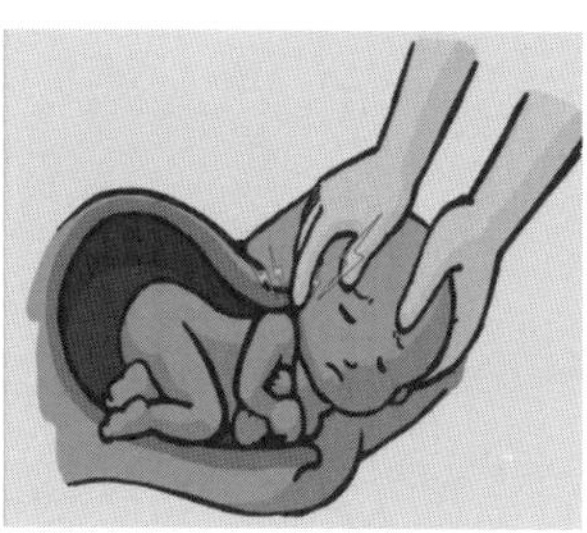

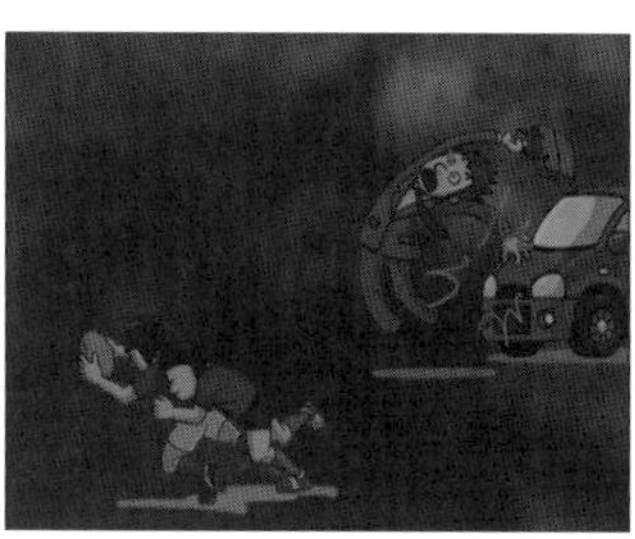

たときのしりもち、転倒時に手を突いたり、頭から転落したり、スポーツ障害や交通事故などのケガで起きる体の構造、姿勢のゆがみです。

私たちの生命は地球で息吹き、命をつないできました。地球の重さ（重力）、地球が自転するスピード、空気の重さ（気圧）など、さまざまな環境に対応して進化してきました。地球の自転するスピードはなんと時速１７００キロメートルです。この環境で直立二足歩行するための絶妙なバランス、体の構造をつくり上げてきたのです。

正しい姿勢（体の構造）とは

では正しい姿勢とは、どのような状態なのでしょうか。

これについては、ザ・ヤマサキ・システムの原点とも言える「リザルツ」というシステムを確立したピアース先生の臨床での、数多くのレントゲン検査と分析で明らかになっています。

脊柱、体の屋台骨（体軸）は矢状面といって前から見ても後ろから見ても地球の地軸に対してまっすぐが正常です。

左右の目の高さ、耳の高さ、口角、両肩、骨盤、股関節、両膝はすべて水平です。側面での重心ラインは、耳、頸椎4番、5番の関節面、肩、股関節、外果《くるぶし》を通り、地軸と重なるのが正常で、四つのアーチで重たい頭を支えています。

頸椎は半径17センチの前弯アーチ、胸椎はゆるやかな後弯、腰椎は半径19センチから24センチの前弯アーチ、仙椎は後弯して、ちょうど屋根を支える天井裏の梁のようになっています。

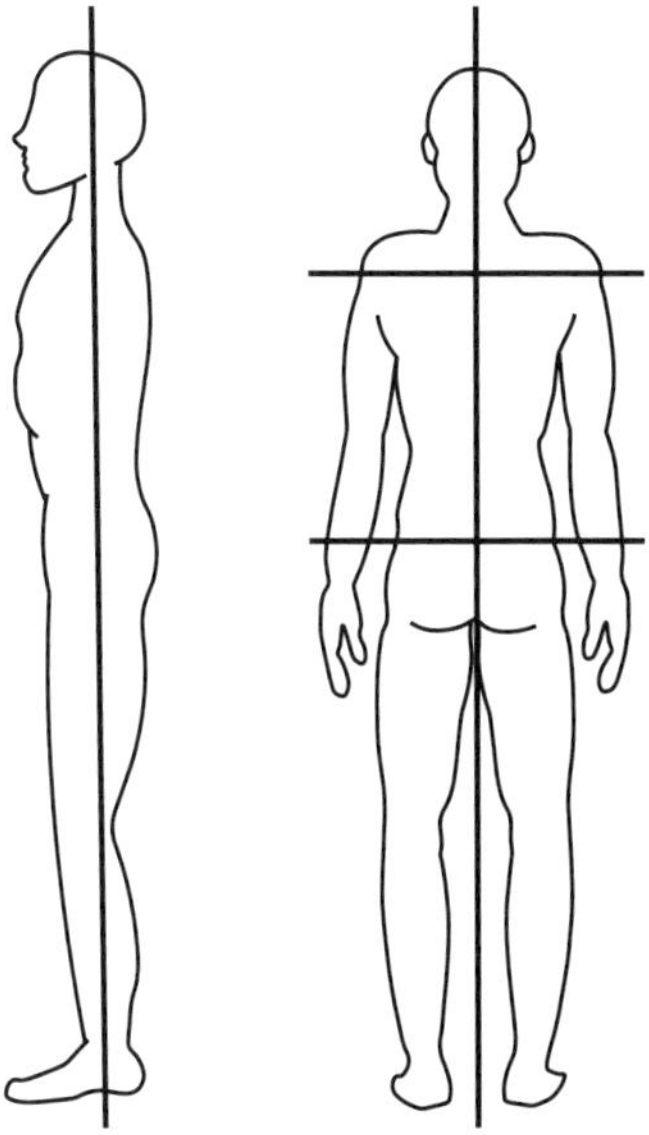

正常な体の構造

先ほど述べた通り、姿勢（構造）が崩れる原因はさまざまなケガです。

例えば乗車中に後方から追突されると首に大きな衝撃が加わり生命維持システムの防御反応によって首の損傷を食い止めるために強く動きをロックします。

頸椎の動きがロックしたままで、正常な首の動きができなくなると、体を支える前弯アーチが崩れ、頭が前方に倒れたり、片側に傾いたままになったり、ねじれたまま固定してしまいます。

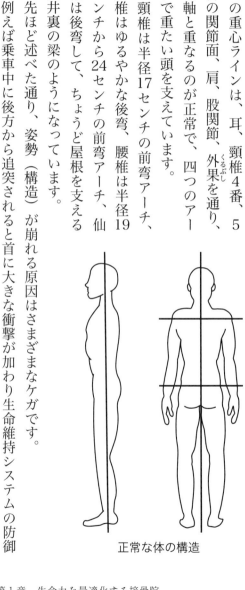

すると左右の目も水平ではなくなり、目で見た水平に合わせて脳がまっすぐ立とうとするので、ヤジロベエみたいに左右の肩の位置をずらしてバランスをとり、骨盤の位置を自己調整（補正）して何とか地球の地軸に対してまっすぐ立てるように体中に補正作用の連鎖が起きてしまいます。

例えば、追突により頭部が前方にロックしたままであれば、頭を支えるために首の後ろの筋肉が働きすぎてこわばってきます。大切な頭を落とすわけにはいきませんから必死です。頭部の重さは、平均的な成人男性でなんと5から6キログラムもあると言われています。ボーリングの球やスイカ一個分の重さに相当します。

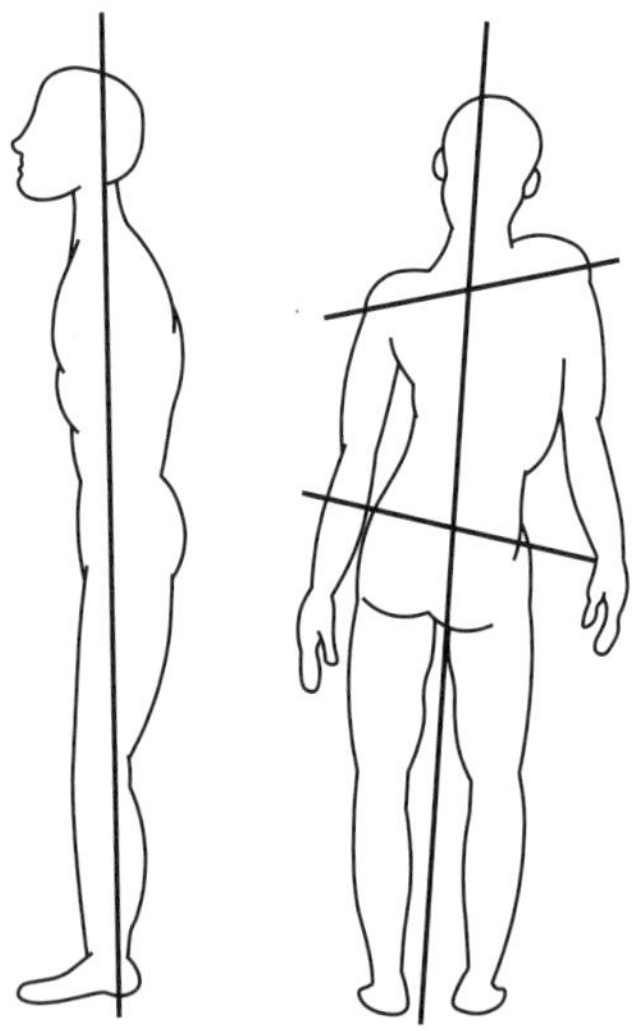

補正による歪みの連鎖

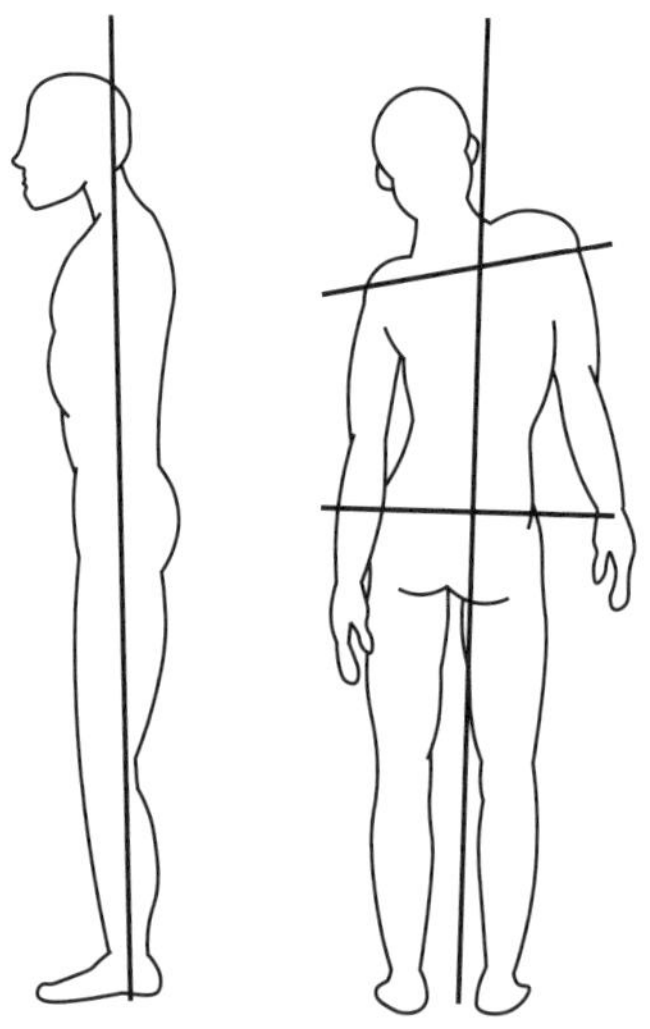

補正による歪み

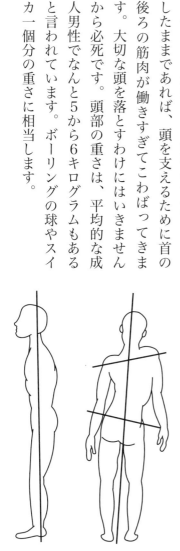

これほどに重い頭を支えるために必死に働いて、こわばっている首の後ろの筋肉をもみほぐしてしまったらどうなると思いますか。頭を落とすわけにはいきませんので、支えている筋肉が緩み過ぎると、もっと背中が猫背になって、なんとか体構造を維持しようとします。すると腰椎の前弯が弱くなり、お尻（骨盤）も下がってきます。これが腰痛の構造的な原因にもなります。

このように補正作用が全身に及ぶと、あちらこちらの筋肉が体を支えるためにこわばってきて、凝りや痛みを感じるようになります。それをもんだり叩いたりマッサージチェアなどで、もみほぐしてしまうと、体を支える機能がさらに弱くなるので、体を支持するため、さらに複雑な補正作用が起きます。私たちの肉体はモノとも言えるので、当然の物理的な現象なのです。

先ほどお伝えしたように背骨はまず構造上はじめは後方に逃げ場を求め、背中が丸く、腰の前弯が弱くなって、お尻が下がってきます。それでも支えきれなくなると、左右どちらかに傾き、側弯を起こして体幹を支えようとします。さらに骨盤にも傾きやねじれが補正作用として生じます。

骨盤のゆがみを矯正してはいけない

骨盤のゆがみは、たいていこのようなメカニズムで起きます。

ですから事故やラグビーのタックルなどで強い衝撃を直接骨盤に受けた外傷骨盤以外は骨盤矯正をしてはいけません。頭部を支えるための補正作用なので頭部や頸椎の調整をせずに骨盤を先に矯正してしまうと、もっと複雑な状態に崩れてしまうからです。

骨盤はレントゲン検査、分析をしない限り補正か異常かを判断することはできません。手による触診だけでは絶対にわかりません。

ザ・ヤマサキ・システムの前身であるバイタルリアクトセラピーは、医師の協力の元、施術前、施術後にレントゲン検査と分析を行ったデータをもとに構築されています。

ピアース先生は「リザルツ」システム施術前、施術後のレントゲン検査をリサーチセンターで開始した初期の頃、体の歪みの原因は85パーセントほど骨盤にあると分析していました。

正確にはわかりませんが、１９８０年代の初期の頃だと思います。これを大学で発表され、日本にもその情報は伝わり骨盤矯正を専門とする治療院が増え、いまだにそのデータをもとにした治療院が多くあります。

しかしピアース先生はその後もリサーチセンターで治験を進め、遅くとも1992年には、体の歪みの原因のほとんど92パーセント以上は頸椎にあると改めています。

その頃になると、頸椎の歪みを補正するために結果として骨盤にも歪みが生ずるので、頸椎を調整すれば、骨盤も整うことがわかってきたのです。逆に骨盤を先に矯正してしまうと余計に複雑な補正作用が生じ、全身の状態はより悪くなってしまいます。

私も医師の協力と指導の元、15年ほど施術前、施術後のレントゲン検査、分析を実施してきました。いままではケガによる骨盤の狂いが原因のケースはほとんど見られなくなりました。しかし残念なことに間違った骨盤矯正のために不自然な骨盤になっているケースにも出くわしました。

ケガによる骨盤の狂いがほとんど見られなくなったのは、肉体労働が減るなど社会情勢の変化によるものです。いまは、デスクワークが増えて、日常生活動作や不良姿勢に起因する体の歪みが増えています。

しかも、たとえ骨盤に歪みがあったとしても、骨盤の矯正をしなくとも、ザ・ヤマサキ・システムの正しい施術を行えば、骨盤の狂いも整うことがわかってきました。私の臨床でも再現性をもって確認していますが、これは山﨑雅文先生の50年以上の長きにわたる臨床の積み重ねで最近わかってきたことの一つです。

また手（触診）による骨格検査の精度は、約10〜20パーセントにとどまり、一方、バイタルリアクター（現ザ・ヤマサキ・システム）による検査の精度は約70〜85パーセントにも達することがアメリカの大学のリサーチで明らかになっています（『バイタルリアクトセラピー』2ページ目、はじめにより）。

手による検査（触診）や施術も重要ではありますが、それには限界もあるのです。

筋肉もただ緩めればよいというわけではないことはわかっていただけたと思います。ある程度の弾力がなければ、正しい姿勢を維持することもできなくなります。

今日の最新医療で使われている画像表現法は、周波数を基礎にした医療技術を使って、組織のコントラストを画像で表すことを目標としていると聞きます。20kHz以上の周波数を持つ音波を使う超音波器、高周波の放射線を用いるレントゲン器、高周波放射性放射線を使うコンピューター断層撮影器（CT）、高周波の磁場を用いる核磁気共鳴画像器（MRI）などです。これらの方法はどれも、そのあとのトリートメントを提案していません。

ザ・ヤマサキ・システムでも、いち早く周波数を基礎としたリアクターを開発し、レゾナンス（共鳴）による検査・分析にとどまらず、トリートメントにも用いています。

地球表面と電離層との間の空間が導波管のはたらきをし、雷放電などで励起されて共振振動を生ずる現象を「シューマン共振」といい、固有振動の基本周波数は7・8Hzで、地球の周波数ともいわれています。ヒトの脳波は、眠くなったとき、興奮したときなど活動によって大きく変化します。その変化をあらわす様子の脳波は、α、β、θ、δ波などと呼ばれます。このような脳波波形は、シューマン共鳴による波、局地的な電界変動波形と非常に類似していることが明らかにされています。

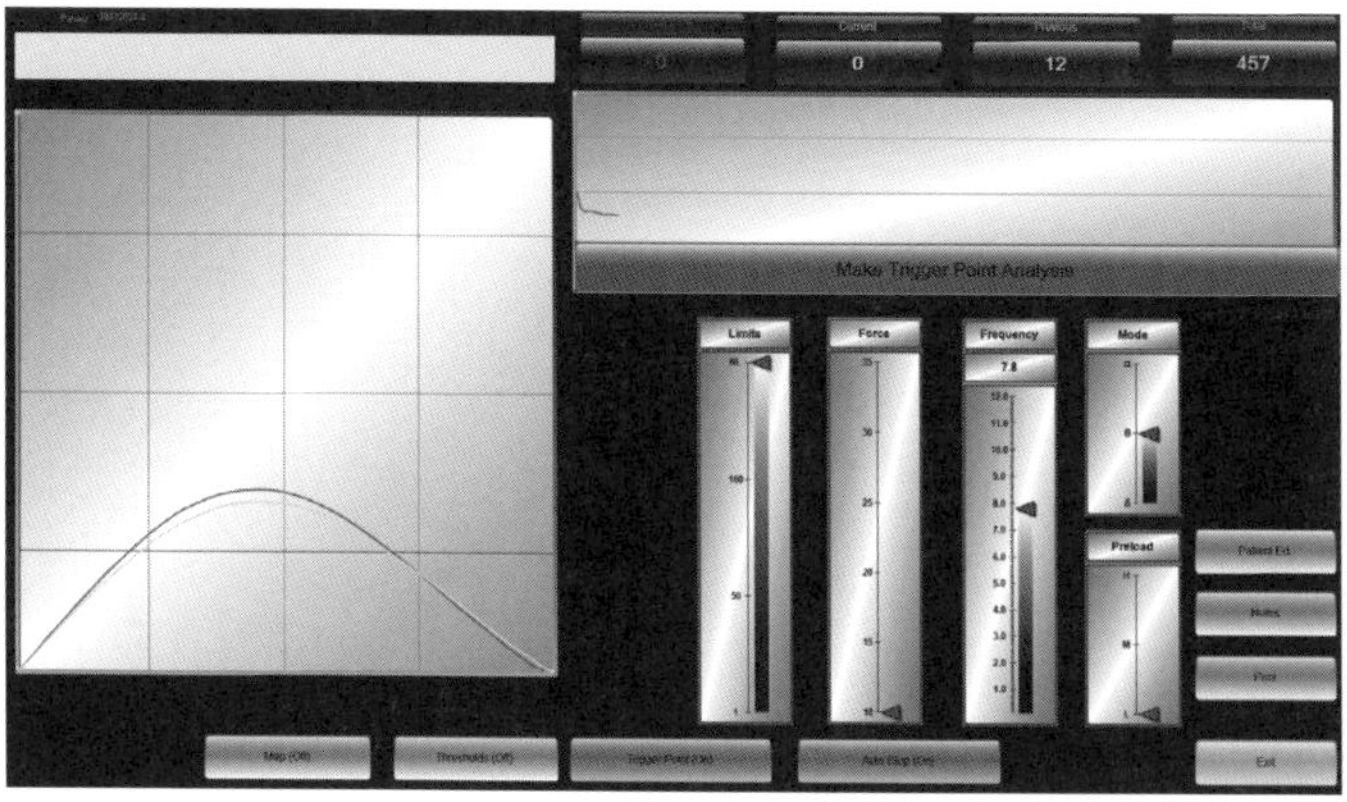

ザ・ヤマサキ・システムのリアクター
（7.8Hz に整った状態）

この脳波とも関連すると思われますが、筋肉の周波数をシューマン共振の7・8Hz以上にアジャストすると、正しい姿勢とからだの働きに回復します。ザ・ヤマサキ・システムのリアクターで施術をすれば、7・8Hzに整えることが簡単にできますが、手技による検査や施術では、とても再現することはできません。

第2章

「ヒューマン・アップグレード・システム」

生命力を最適化するとは

人には本来、自然治癒力が備わっています。それを発動させることこそが「愛真道場いわせ接骨院」の施術の目的です。

自然治癒力は生命を維持する働きの一つとも言えます。

生命を維持する働きとは、食べて、寝て、出す（排泄する）ことです。その他、酸素を吸い二酸化炭素を吐き出す呼吸の働き、酸素や栄養素を血液に乗せて細胞や組織に運び、二酸化炭素や老廃物を肺や腎臓に運ぶ循環システムの働き、その血液を骨髄でつくる働き、侵入した病原体に対応する免疫の働き、細胞内で熱やエネルギーをつくるＡＴＰ産生、有害物質や老廃物を排泄する働き、創傷を修復する働き、姿勢（体構造）を保つ働きなど、生きていく上で絶対必要な働きです。これらは不随意と言って、私たちの意思ではコントロールできない機能です。

生命を維持するシステムには、その他にも大事な働きがたくさんあります。

目で見て食べ物を見つけ、その食べ物を獲得するために走り、競い、奪うための運動器の働き、獲得したものが安全な食べ物かどうか、鼻で嗅いで、舌で味わって判別する働き、そして食べた物を消化、吸収する働きです。大人になって異性に惹かれ、結び合い次の世代に命をつなぐ働きも生命維持システムの大切な働きの一つで、それにはホルモンや生殖システムの働きも必要です。

もう一つ重要な働きがあります。生命の危機が迫ったときの「火事場の馬鹿力」的な命を守る働きです。普段はスイッチ・オフですが、生命に危機が迫った瞬間、フルスロットルでオンになり命を守る機能です。

例えば事故に巻き込まれ、走行中のバイクから投げ飛ばされて頭を強打し、肘から大量の出血が起きたとしましょう。瞬間、生命力は命を死守する働きをフルスロットルへとスイッチオンにします。頭が割れ、首がへし折れるのをどうにか食い止めようと、頭蓋骨と頸椎の動きを全力で止めます。同時に、肘からの大量出血をどうにか止めようと、血管を攣縮させ、血小板を大量にこしらえて血液をドロドロに固めます。

なんとか一命は食い止め、頭部の打撲や首の捻挫、肘の創傷が治癒したとしても、命を死守する働きが一旦スイッチオンになってしまうと、これが容易には解除されないことがよくあるのです。

頭蓋骨の動きが強くロックされたままだと、ぶつけた方の顔面の筋肉、目の動き、あごの動きなどが悪くなるので、視力の低下や、顎関節の痛みやズレが起きて、それは顎関節症や虫歯の原因になることもあります。

首の動きがロックされたままだと、重たい頭を支える構造が弱くなるので、全身の構造に歪みが生じ、正しい姿勢を保つことができなくなります。倒れるわけにはいきませんから、何とかバランスを取ろうとヤジロベエみたいに補正作用が働き、そのために生命を維持する働きには、さらに過剰な負荷を強いることになります。

血管が攣縮したままだと心臓に負荷がかかり、全身の血液循環も低下します。血小板を作り続ければ血液はドロドロになり、さらに心臓に負荷もかかるし、血栓や梗塞のリスクも高まるでしょう。

このような状態が解除されないままであれば、生命を維持する働きに負荷がかかり続けますから、食欲もなくなり、消化吸収する働きも低下し、栄養失調となって内臓の働きも落ちます。排泄する力も低下するので、有害物質も蓄積してきますから、それをなんとか排泄しようとさらに生命維持システムには過重な負荷となります。睡眠の質も低下してホルモンのバランスも崩れるし、日中消費したエネルギーの補充もできなくなります。そうなると日中の活動も低下して、生活全般のパフォーマンスはガタ落ちです。

この原稿を書いている最中、能登の大震災が発生しました（2024年元旦）。この地震は関東でも揺れを感じるほどでした。被災された方々に心よりお見舞い申し上げます。

大震災を被災されたみなさんの生命維持システムは、大地震が起こった瞬間に命を守る働きをフルスロットルでオンにしたまま、度重なる余震の中でオフにできない状態が続いているものと思われます。それが長く続くことで、体調を崩される方も多くなることが心配されます。

また被災して傾いた家に戻られた方が、傾斜の影響でめまいや体調不良を起こしているとも報道されています。生命維持システムに過度な負荷が強いられている上に、住まいが水平でないと姿勢を保つ機能が働き続けるので、さらに負荷がかかります。

このような状況が長引くと、今度は生命力そのものが低下してしまい、さらなる体調の悪化が懸念されます。

要するに生命を維持する働きは、低下しても、強くなりすぎてもダメで、常に最適化されていなければならないのです。

生命維持システムが最適化されていれば、自然治癒力も最大限に働くようになり、ケガやさまざまな症状は自然に回復に向かうようになると私は考えています。

「愛真道場いわせ接骨院」が提供するトリートメントである「ヒューマン・アップグレード・システム」では、具体的にどんなアプローチでこれを実現しようとしているか、この章でわかりやすく解説していきたいと思います。

一つは「姿勢とからだの働き」、もう一つは「生活習慣と環境」をそれぞれ違う方法で検査・分析し、生命維持システムに過重な負荷をかけてしまう原因が見つかれば、それを削減することで、生命を維持する働きを最適化し、自然治癒力が働くように整えます。

脳・神経ネットワークにアプローチする方法とその効果

神経ネットワーク

「姿勢とからだの働き」は、脳・脊髄を中枢とする神経ネットワークによって制御されています。私たちは考え、動き、呼吸していますが、そのすべてを支えてくれているのも神経ネットワークで、生命維持システムの中でもとくに重要な働きを担っています。

瞬間的に反応できるのも神経ネットワークのおかげです。

例えば、熱したやかんに触れてしまったとすると、感覚神経が熱さを捉え、運動神経がすばやく手を引っ込めます。神経は全身に張り巡らされ、一つにつなぐとなんと地球4周分もの長さになると言われています。

生命の歴史をさかのぼると、そうした神経ネットワークを最初に進化させたのは海クラゲの祖先にあたる生物と考えられています。その動きはゆっくりとしたもので、当初は電気ではなく主にアミノ酸を使っていたとも言われています。神経が進化して電気を利用するようになり今の生物のように俊敏な動きを可能にしたのです。

私たちは肉体的に練習すれば上達することができます。

それも神経ネットワークが支えています。重要な神経回路は強化されて必要な領域の伝達スピードが速くなると考えられています。神経は使えば使うほど高度なものになっていくのです。

世界で活躍するトップアスリートのような超越したパフォーマンスは神経の力と関係があり、それはトレーニングによって神経回路を再構築した結果のたま物とも言えるのです。

神経、二つの種類

神経ネットワークは、二つの種類に分類できます。

全身に何をするか命令を出す司令塔の役割をする脳・脊髄の中枢神経と、それ以外の末梢神経です。末梢神経は、意思によって動かせる体性神経と、意思とは関係なく働く自律神経の二種類があります。

さらに体性神経は、筋肉を動かす信号を送る運動神経と、痛い、冷たい、熱いなどの情報をキャッチするセンサーである感覚器官からの情報を脊髄や脳に伝達する感覚神経の2種類があります。この2種類の体性神経の働きで、情報を速やかにひろって伝える零コンマ何秒の世界で、筋肉を正し

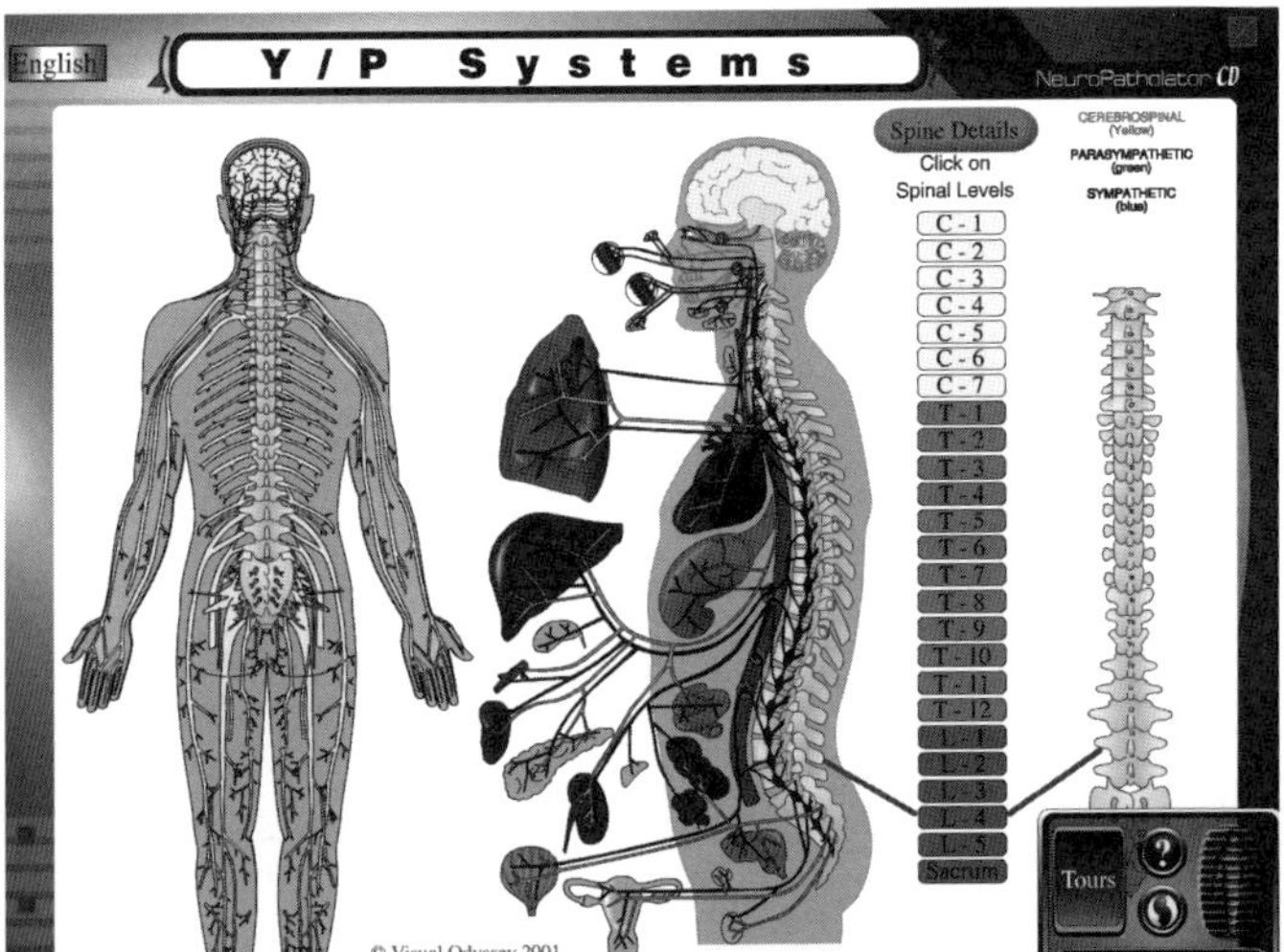

神経ネットワーク（自律神経）

く動かすスムーズな動きなど反射的に行うことができます。

また自律神経は消化システム、心臓や血管などの循環システムなどに関与しています。食べ物を食べた後の消化液分泌は意識しなくとも行われますし、自分の意思では心臓の動きを止めることはできません。

このように本人の意思とは全く関係なしに働くのが自律神経です。そして自律神経はさらに、活発に活動するときに働く交感神経と、休息するときに働く副交感神経に分けられます。

脳・神経にアプローチする方法とその効果

「ヒューマン・アップグレード・システム」では、脳・脊髄を中心とした神経ネットワークにアプローチする方法としてザ・ヤマサキ・システムを採用しています。

ザ・ヤマサキ・システムは私の治療の師匠である山﨑雅文先生が発明された施術システムで、コンピューター制御されたリアクターという医療機器を使い、共鳴振動によって神経ネットワークの働きを最適化します。

「姿勢とからだの働き」は、神経ネットワークによって制御されていると言いましたが、私は姿勢を制御する働きは、主に意思ではコントロールできない不随意によるものと考えています。ですから「姿勢を正しなさい」と言われても、心臓の動きを止められないのと同じで自分の意思で姿勢を正すことはできないのです。

ザ・ヤマサキ・システムの施術に入る前に、鏡を使った〝姿勢〟のチェックをしますが、姿勢が崩れている人、すなわち姿勢の制御ができていない人は、神経ネットワークの働きにエラーが起きているということになります。

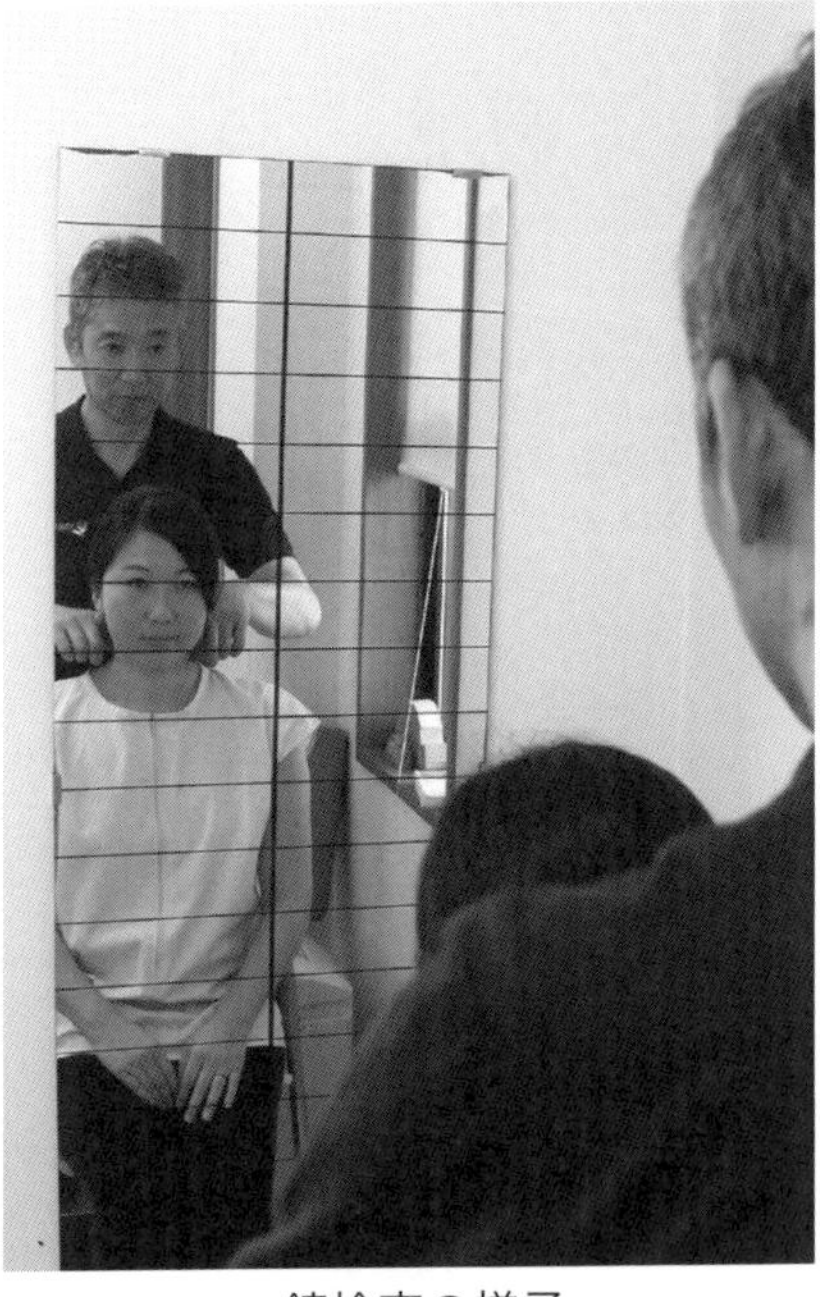

鏡検査の様子

つぎに「マサテスト」という理学的な検査で、「からだの働き」をチェックします。体を支持する機能や手足を可動させる神経ネットワークの働きを検査するのですが、「姿勢」の制御ができていない人は、必ずと言っていいほど「からだの働き」のどこかに機能の低下がみられます。

施術前に行う検査の分析結果に基づきアプローチする部位を決定し、リアクターの共鳴振動によって神経ネットワークの働きを最適化します。

手や足の末梢神経に施術をするだけでも全身の神経ネットワークを最適化できますが、場合によっては脳神経といって脳から直接出てくる末梢神経、例えば三叉神経とか顔面神経、視神経、嗅神経などにアプローチする施術が必要なこともあります。

また頭蓋骨を通じて脳に直接アプローチする施術が有効であったり、背骨を通じて脊髄神経にアプローチする施術が必要なケースもあります。

正しい検査と分析により、正しい施術ができれば、施術後の検査は正しい結果になります。すな

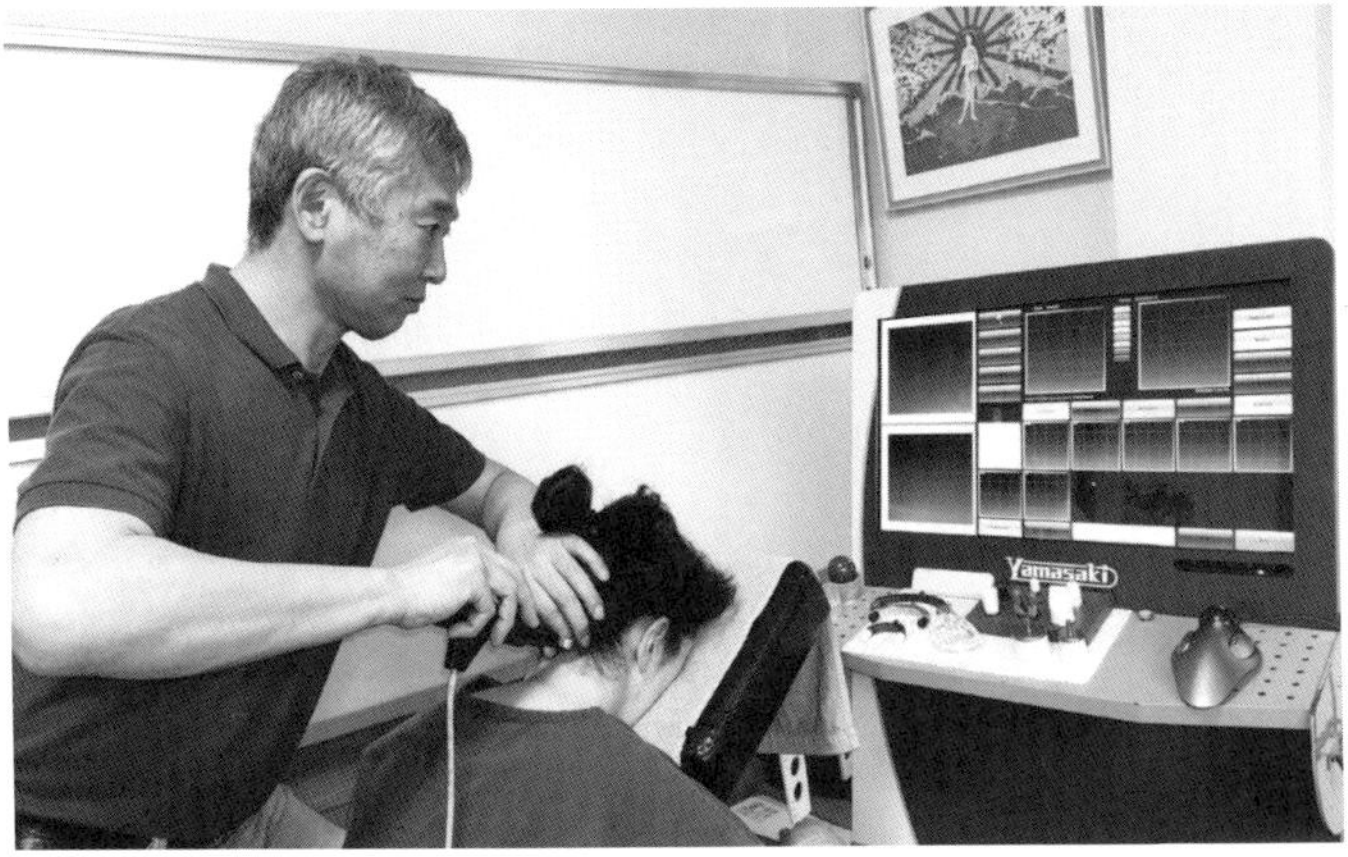

リアクターによる脊髄神経へのアプローチ

わち、鏡検査で「姿勢」は正しくなります。姿勢が制御されたということは神経ネットワークの働きが最適化されたということです。ですから「からだの働き」の検査も正常に復します。

「姿勢とからだの働き」が正常になったということは、生命を維持する働きが最適化されたことになり、自然治癒力が最大限に働くことで、ケガや病気の回復を促し、真に健康で充実した人生を得ることができるのです。

脳の認識力

治療後に「目が明るくなった」「はっきり見えるようになった」という人がたくさん現われて、何度か施術を継続していくうちに「新聞の字が読めるようになった」「昔読んでいた小さい文字のドイツ語の辞典がまた読めるようになった」という人もいます。

そこで、ザ・ヤマサキ・システムの施術前・後の検査に視力計を追加しました。すると確かに視力が改善するケースも多くあるのです。ただし目に器質的な疾患を抱えている人は視力の改善は難しいです。ということは目から入ってくる視覚情報を脳が認識する力がアップしているのかもしれません。

問診などのやり取りで「えっ、なんですか？」と何度も聞き返し、なかなか意思の疎通が取れない患者さまは、視力計の検査にも時間を要します。視力計のランドルト環を認識して反応するまでの時間が長いのです。

それが治療後には、意思の疎通が取れるようになり、視力計の検査のスピードも早くなるのです。こういう人は、耳も遠いわけではなくて、聴覚情報を認識する脳の力が弱くなっているのでしょう。

脳の認識力が低下している方の多くは、鏡検査では重心ラインが地軸から外れていて左右のどちらかに傾き、左右の目や耳が水平でなく、どちらかが下がっています。この場合、頸椎の一番目と二番目にズレが生じ、左右のどちらかに圧痛があります。このような姿勢の歪みがある方の多くは、高血圧と診断されて、血圧を下げる降圧剤を服用されています。

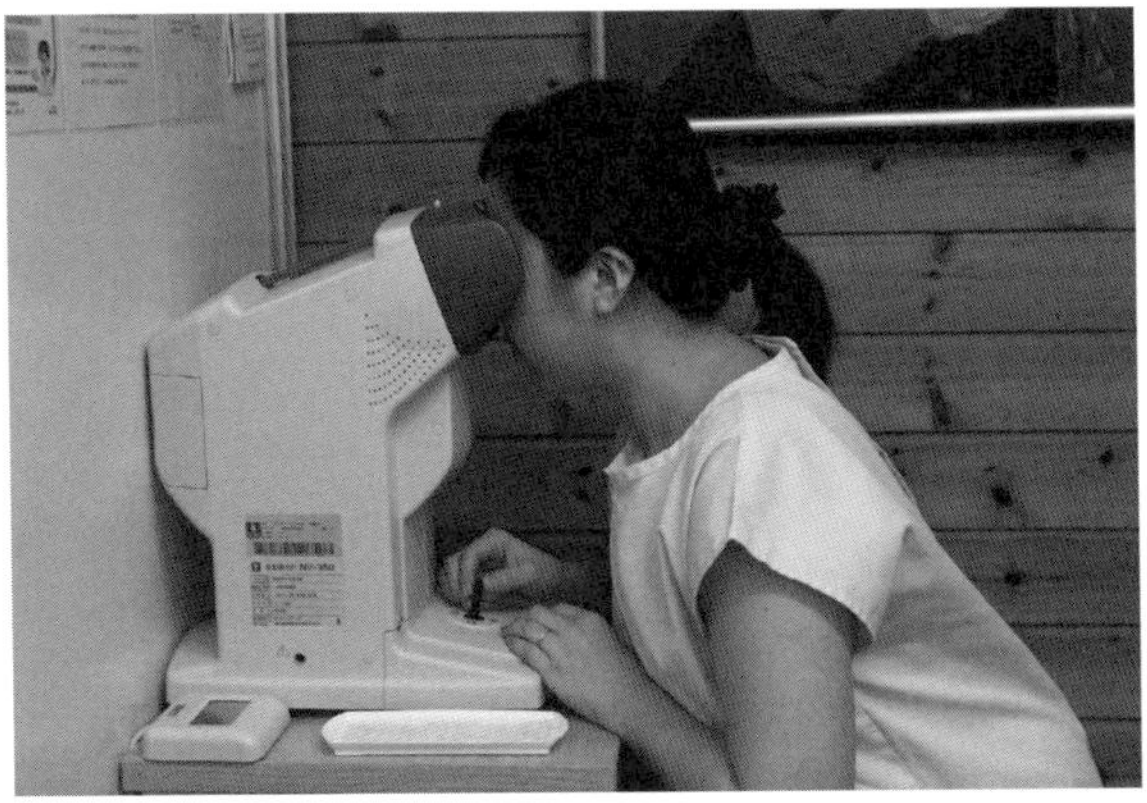

脳は体の中で一番エネルギーを必要とする器官といわれ、たくさんの血液が必要です。

そのために脳に栄養を供給する動脈には、椎骨動脈といって背骨の中を通り、頸椎の一番目と二番目の間をサイフォン状に上がっていく特殊な動脈があります。

ヒトは直立二足歩行をする唯一の動物で、しかも大きな脳は体の一番てっぺんに位置します。だから椎骨動脈は、重力に逆らいサイフォン状の構造にして血液を脳に押し上げる機構になったのではないでしょうか。心臓や動脈などの循環システムの負荷を補うための構造とも考えられます。

しかし頸椎の一番目と二番目にズレが生じると、サイフォン状の機構は、かえって脳への血流を邪魔してしまいます。それでも脳にはたくさんの血液が必要なので心臓のポンプ作用を強くして、なんとか脳に血液を押し上げようとします。その結果として高血圧になるのではないでしょうか。

この他にもいろいろな要因があるとは思いますが、これも高血圧を起こす一つであると考えます。そして、この状態が続くと心臓のポンプ作用に負荷がかかりすぎて、心肥大に移行する危険性さえあります。

頸椎の一番目と二番目のズレは、リアクターで正しい施術をすれば、いままでは簡単に正すことができるようになりました。その結果、施術後のダーモサーモグラフのパターンが施術前と比べ、頸椎から脳にかけての温度が上昇します。このデータは、脳への血流が大きく改善したことを意味しており、脳への血流が確保されたことで、認識力が正常に戻った可能性を示しています。

このことは正しい施術によって生命を維持する働きが最適化され、頸椎のロック（ズレ）が解除され「姿勢とからだの働き」が正常になったから、脳へ血液が十分に供給されたという証なのです。この状態が維持されれば、血圧を上げなくとも脳への血流は十分に確保されるので、血圧はおのずと下がってきます。降圧剤を飲み続けている方には医師に相談されるようにお願いしています。

このような臨床経験を通しての私見ですが、脳の認識力が低下するのは、血圧を下げる降圧剤が効きすぎて、脳に十分な血液が届いていないからなのではないか、そのような可能性を考えています。

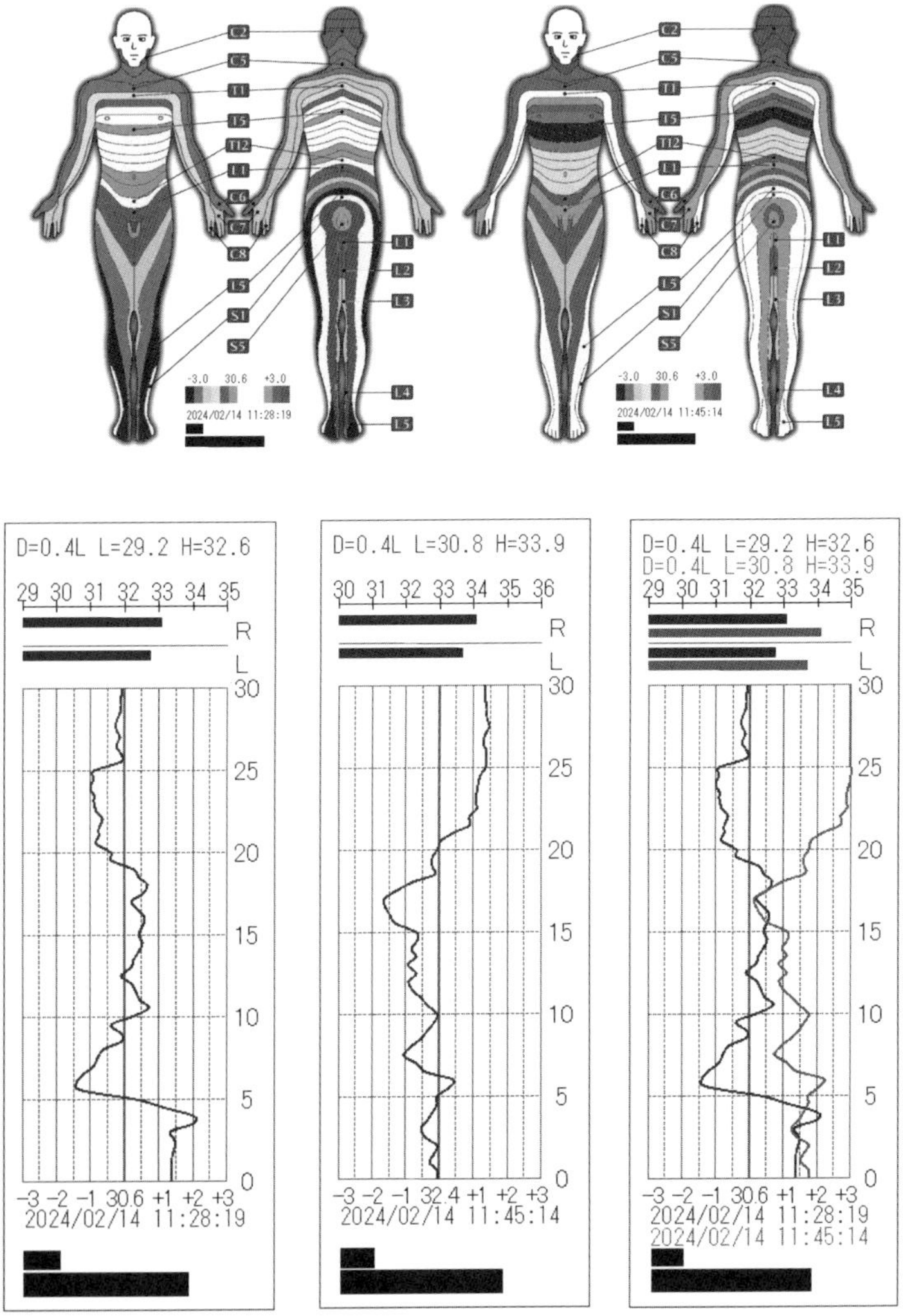

ダーモサーモグラフ　頸部の温度上昇

痛みは脳がつくっている

痛みは脳がつくっていると言われています。ケガによる急性の痛みもそうなのでしょうが、慢性的な痛みも脳がつくって生命を守っているのではないでしょうか。

神経ネットワークの働きによって、脳は全身からの情報をキャッチして生命を維持することを最優先に指令を送り、各器官を働かせています。脳の延長線である脊髄は背骨の中を走行し、椎骨と椎骨の間の孔から脊髄神経を出して神経ネットワークを構築しています。

ところがケガやストレスなどで背骨が歪んでしまうと、脳と各器官を結ぶ神経ネットワークの大切な働き（情報連絡網）が弱くなります。

例えば四十肩の人が「肩のココとココが痛くて、肩を上げるとココで痛みが起きてこれ以上動かない、最近は腕のココとココにも痛みとしびれがある」と訴えたとします。

痛みの部位や、動くと痛くてこれ以上は動かないというのは、この人の脳が感じていることになりますが、この場合は第6頸神経の担当エリアなので、第6頸神経からの報告・連絡・相談ということになります。

ここまでは感覚神経と運動神経からの情報なので自覚できるのですが、第6頸神経の自律神経の担当エリアは心臓と肺、手の血液循環です。痛みを感じているのと同じくらい、これらの機能も低下している可能性があるので、脳が痛みをつくって動きの制限をしているのではないかと考えられます。

これ以上無理に動くと、血液循環が間に合わなくなって全身の生命活動に支障をきたすから、いったん第6頸神経のエリアの働きを抑えて休ませようという具合にです。

このようになった原因は、たいてい第6頸椎の歪み（ロック）です。そのために第6頸神経に圧力がかかり、脳からの指令を心臓や肺に伝えられない、逆に担当エリアの情報を脳に的確に送れない。そのために脳は正確な状況判断ができないから改善命令も送れない。そんなことが起きてしまい、強い痛みを起こして動きを止め、生命の危機を回避しようとしているのではないかと思います。

このエリアの感覚神経、運動神経が正常には機能せず、そのために肩関節に過度な負荷がかかり、炎症が起きての痛みも含まれるとも思います。どちらにせよ最初の原因である第6頸椎のロックを解除するために「姿勢」の歪みを正し、神経ネットワークを再構築して生命維持システムを最適化することで回復の条件をつくることが必要だと考えます。それが整えば脳は、「痛みをつくって動きを制限する緊急事態宣言」を解除するのです。

ダーモサーモグラフ

このようなケースでは脊髄神経の働きも大きく関与しているので、施術前後のダーモサーモグラフのパターンに特有の変化があり、第6頸神経の周辺温度に大きな変化が起きます。施術前は温度が低く施術後に温度が上がるケースは、第6頸神経周辺の働きが活性化したことになります。逆に施術前は温度が高く施術後にガクッと下がるパターンの変化も起こります。これは第6頸椎周辺の炎症が施術によって鎮静化されたことを示します。

このように、ダーモサーモグラフは脊髄神経の担当エリア、デルマトーム（皮膚分節）の温度変化を見るものです。

施術により自律神経のバランスがとれて、副交感神経がフルスロットルに働き、血液循環が促進されて皮膚温が上昇することでグラフのパ

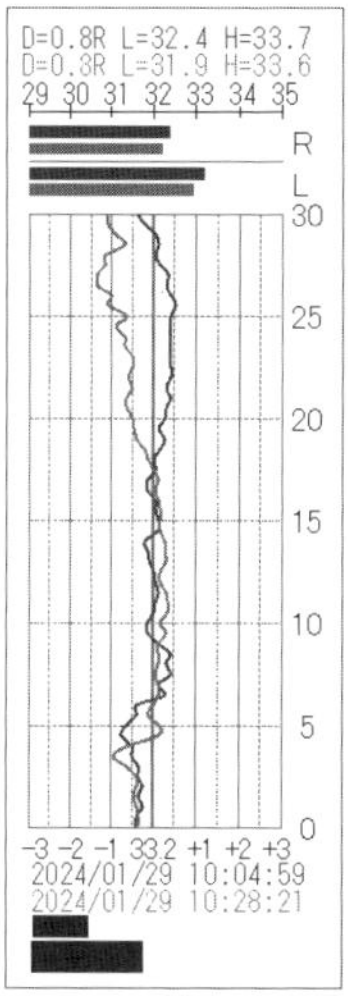

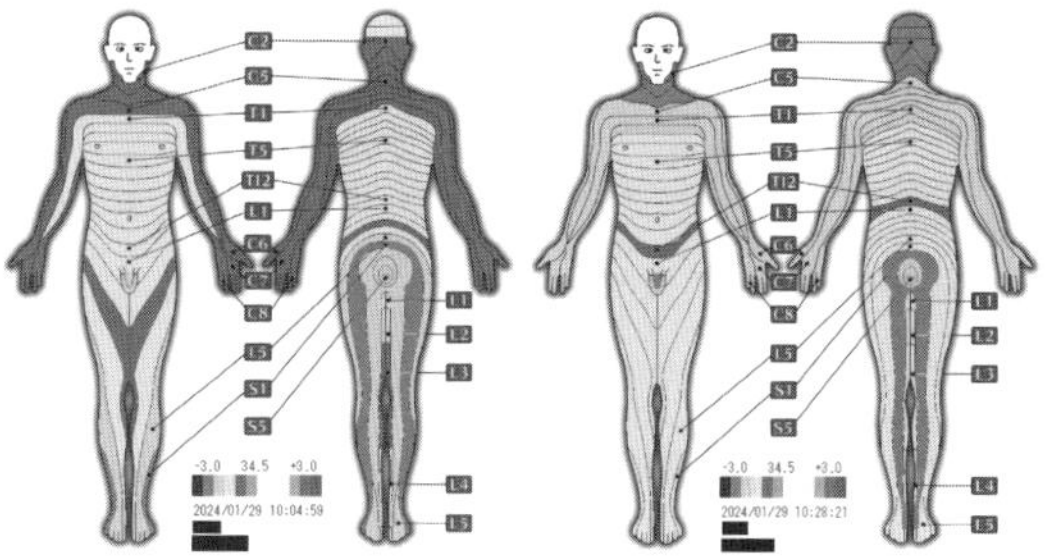

ダーモサーモグラフ　頸部の温度低下

ターンが変化するのです。これは施術によってどのように身体が反応したかを見る指針になります。次の施術は早くした方が良いとか、これで治療を終了するなどの判断です。

　ところが、このようなことでは説明できないパターンの変化が起きてきました。デルマトームでは説明のしようがない、ワープしたように全身の温度が大幅に上がるグラフの変化です。これは脊髄神経の働きが改善して起きる血流の促進によるパターンの変化ではなく、細胞内ミトコンドリアのＡＴＰ産生が促進し、体温が上昇したのではないかと思われます。体温は細胞内のミトコンドリアがつくっているからです。

　このことから私は、施術によって「生命を維持する働きを最適化している」と考えるようになりました。このような変化が起き始めたのは、アプローチする施術の部位に関係す

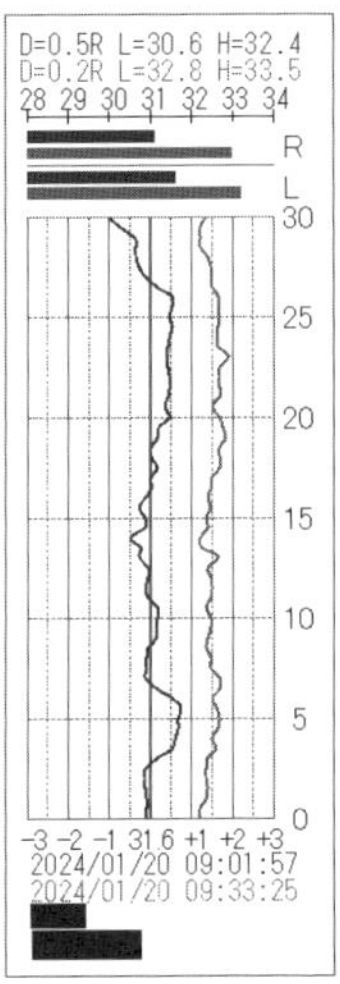

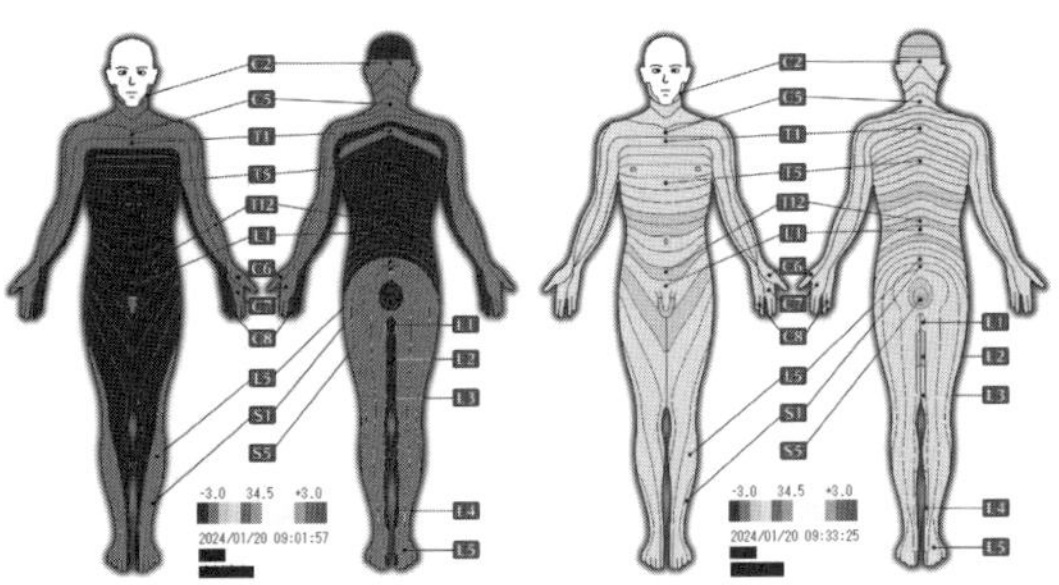

ダーモサーモグラフ　ＡＴＰ産生

ると思われます。その部位とは、目や鼻、耳や顎といった生きるために欠かせない器官を容れている頭蓋骨の前面です。

中枢神経と末梢神経、そして頭蓋骨の発生

卵子と精子が合体して受精卵となり、私たちのからだが発生する過程で最初につくられるのは脳と脊髄と言われています。発生初期の神経胚と呼ばれる時期に出現する神経板がチューブのように丸まって神経管という形になり、それが脳と脊髄になります。

そしてチューブが閉じたその瞬間に神経堤から遊離する細胞群、神経堤細胞ができて全身に散らばり、末梢神経系のネットワークをつくります。そして脳と脊髄の中枢神経と末梢神経の途切れない機能的な神経ネットワークができるのです。

この神経堤細胞が頭蓋骨の前面の骨にもなることが知られています。

神経堤細胞

この神経堤細胞は生きていくことに欠かせない、それがなかったら死んでしまうさまざまなものをつくります。

例えば食べるために必要な顎の骨、見るための目の容れものである眼窩を形成する額の骨、においを嗅ぐための鼻をつくる骨、聞くための耳をつくる骨など頭部前面の骨も神経堤細胞が由来です。

その他、末梢神経にとどまらずニューロン、グリアなどの重要な神経システムに関わる細胞や、アドレナリンを生成する副腎の一部、大脳の血管系をつくる周辺細胞、直射日光下での活動を支えるメラニン色素など、驚くほど多くの細胞種に分化します。

注目すべき点は、目、耳、鼻、舌など私たちが生きていく上で欠くことのできない重要な感覚器官、その

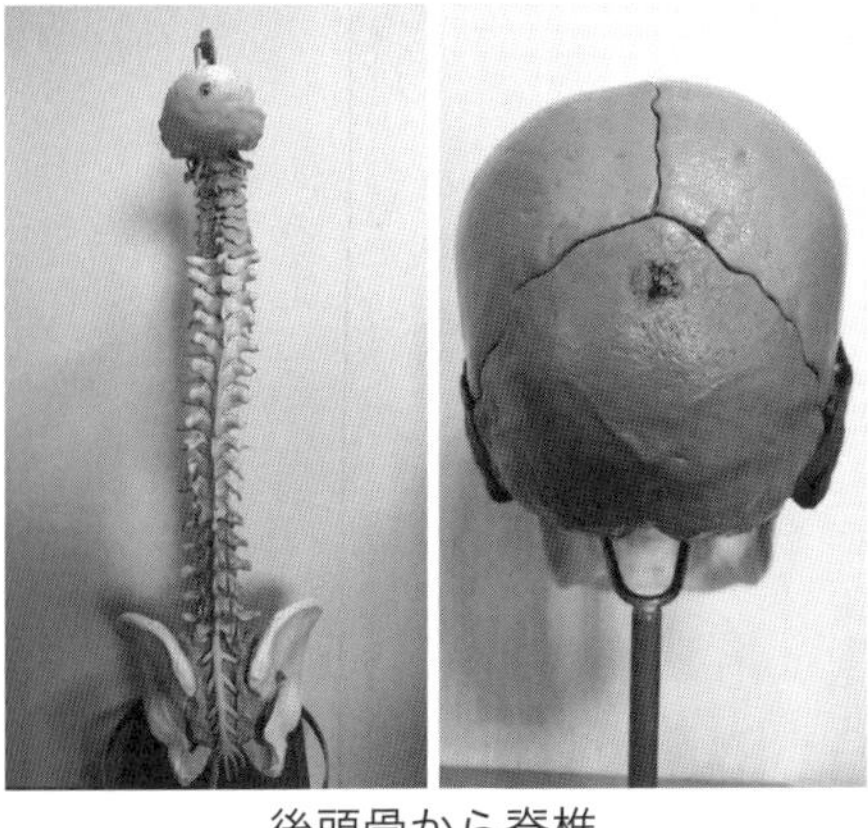

後頭骨から脊椎

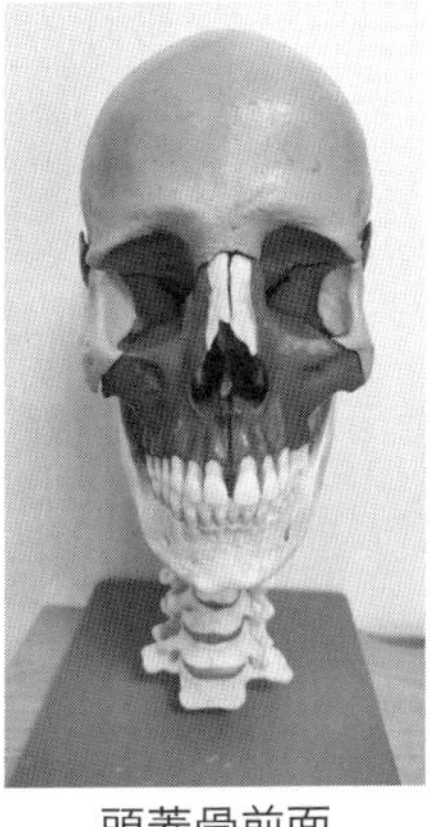

頭蓋骨前面

情報を脳に送る脳神経（末梢神経）、脳そのものの容器でもある頭蓋骨のとくに顔の前面の骨が神経ネットワークの発生を担当する神経堤細胞であることです。これら頭蓋骨の前面以外、脊椎や肋骨など体幹の骨づくりは体節に任せていて、頭部の骨の中でも後頭骨は体節から発生します。そうみると後頭骨は背骨の延長線、もしくは後頭骨の延長線が背骨と見ることもできるのかもしれません。

ちなみに体節からは、脊椎や肋骨の他に、体幹背側の真皮や、体幹筋、四肢筋も発生します。体節は体幹の形態を決定づける中胚葉性の分節構造です。

ザ・ヤマサキ・システムのリアクターによる頭蓋骨前面へのアプローチによって神経ネットワークが最適化され、関節の可動域、筋力（体の支持力）、視力などの改善が見られ、ダーモサーモグラフの特長的なパターンの変化が起こるのは、頭部前面の骨が神経堤細胞に由来することと関係があるのではないかと思われます。末梢神経からアプローチしても「姿勢とからだの働き」を整えることはできますが、頭部前面からのアプローチの方が圧倒的に早く整い、持続します。

最近では、この頭部前面へのアプローチだけで後頭骨、背骨、骨盤も整うことがわかってきました。

「姿勢とからだの働き」を維持するためには、感覚器官からの情報が神経ネットワークの働きによって、正しく脳に伝達されなければならないわけで、頭部前面の骨は、そのことと大きく関わっているものと思われます。

自律神経

先に述べた通り自律神経はからだ全体の調整役として機能している神経で、脊髄中央部にある交感神経と、脊髄の上部と下部にあり一部は脳とも直接交通している副交感神経に分けられます。これらは自分の意思ではコントロールできない心臓や腸管など全身の臓器の働きを担っています。

自律神経を健全に働かせる使い方は、野生の動物を観察すると、そのヒントを見出すことができます。

例えばライオンが狩りをして獲物を獲得するために全速力で走るときは交感神経をフルスロットルにして一機に心拍数や血圧を上昇させてトップスピードを実現します。一方狩りを終えて全力で休むときは、リラックス状態をもたらすため副交感神経をフルスロットルで働かせます。このような状態は、自律神経が整っていることを意味します。

ところが、私たちは仕事をしていてもデスクワークなどでは、交感神経をフルスロットルに働かせるというところまではなかなかいきません。一方リラックスするために副交感神経を上げたいときにも、スマホを見たりすることで邪魔してしまいます。

本来の使い方がなかなかできずに自律神経のバランスが崩れて食欲不振、不眠、うつなどに悩む人がなんとも多い現代です。これが自律神経失調といわれる状態です。

ザ・ヤマサキ・システムの施術は、神経ネットワークをアジャスト・最適化するのが目的で、先ほど詳しく述べた頭部前面の骨に対しての施術は脳に繋がっている自律神経にアプロー

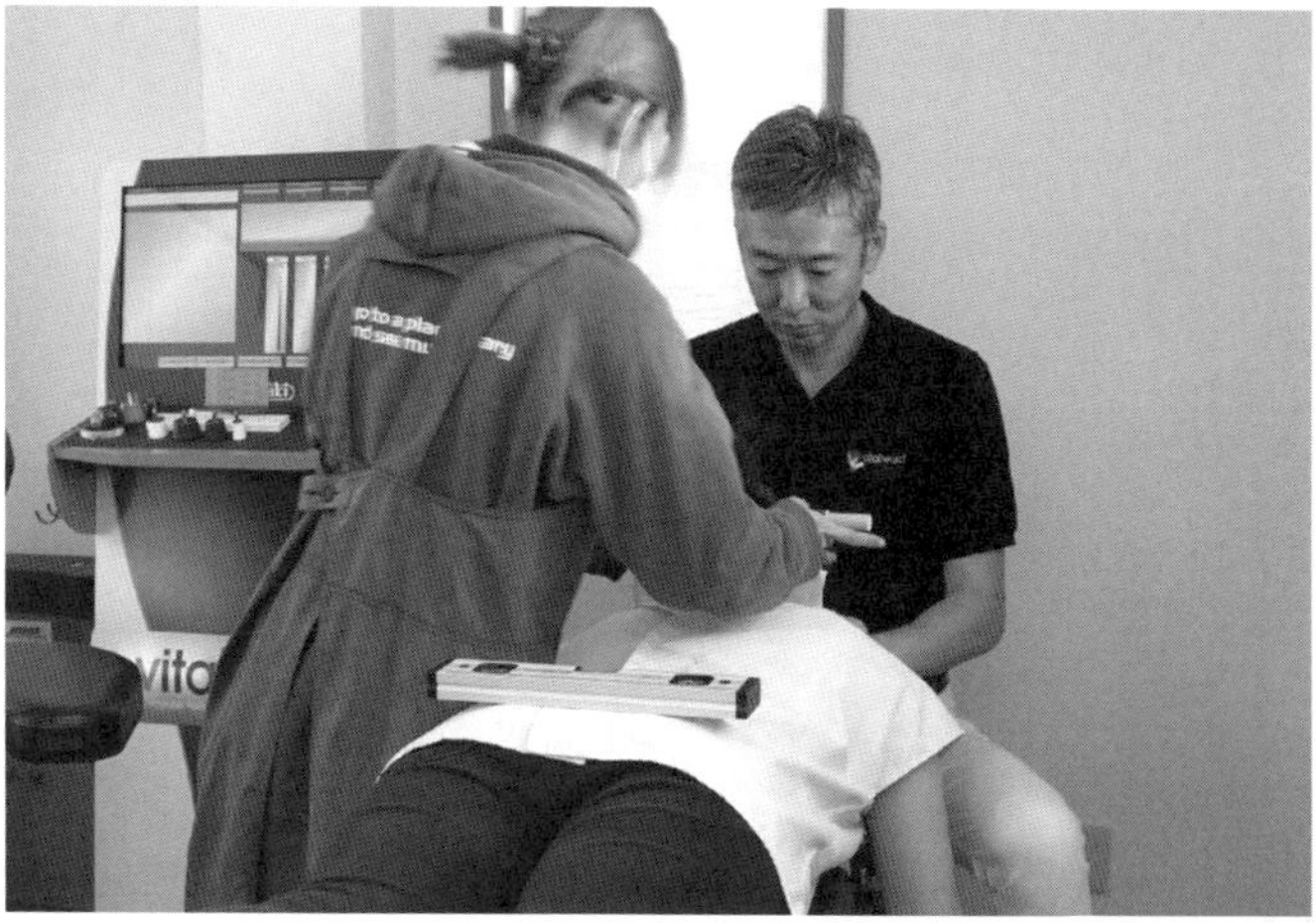

ヤマサキテーブル施術の様子

チしています。

そして背骨にはリアクターの共鳴振動や、ヤマサキ・テーブルという施術ベッドで比重を利用したアジャストをしますが、こちらも自律神経へのアプローチとも言えます。どちらも主に副交感神経へのアクションです。

施術の途中から顔の中心部が紅潮したり、鼻がかゆくなったり、気管がひらいて咳が出たり、施術後の検査ではダーモサーモグラフの副交感神経領域の温度が急上昇したり、視力が向上するのは副交感神経がフルスロットルになったことを示しています。

施術によって徐々に自律神経のバランスが整い、睡眠の質が上がり、消化・吸収、呼吸や循環も改善され、からだ全体のパフォーマンスが安定的に維持、向上されるのです。

神経情報伝達のしくみ

神経の情報伝達に使われる生体電気の速さは、家電で使われている電気よりかなり遅い秒速120メートルです。

ヒトの脳は神経の情報処理にあえて時間をかけていて、ものを見たり聞いたりすることで知覚・認知・行動するこの1サイクルを回す速さは野生の動物に比べてヒトが一番遅いと言われています。

音を聞いて音の認識を始めるまでの時間を比較する実験では、ヒトが０・１秒に対してチンパンジーは０・０６秒と倍近い時間がかかります。

ヒトだけがとびぬけて神経細胞の数が多いからと考えられていて、神経細胞が情報伝達する時間は一定なので、神経細胞が多い分ヒトが一番遅いということです。大脳皮質の神経細胞の数はヒトが１６３億で、チンパンジー49億の３倍以上なのです。

認識するまでの間にも次から次へと新しい情報がどんどん入ってきますが、ヒトは時間をかけることで、入ってきた情報を統合して認識しているのです。

ヒトの神経が時間をかけて認識するのは聴覚だけではありません。例えば視覚。人間はじっくりと一点を見てゆっくり目を動かしますが、チンパンジーはあまり一点をじっと見ずに素早く視線を動かして短時間で広く見回します。なぜこのようにスピードが大事なのかというと、野生の世界では一瞬の油断が命取りとなり、人間と同じようなものの見方をしているとチンパンジーの世界では生きていけないのです。

このことはヒトの治療をする上でもとても重要な事実だと私は考えています。

交通事故に遭った人は経験していると思いますが、事故に遭った瞬間から急にスローモーションになって、まるで一秒間を何コマものセル画で一枚一枚みているような感覚になります。飛び散ったガラスの破片さえも一つひとつはっきりと認識しているのです。チンパンジーなど野生動物はこのように知覚・認識・行動しているのではないでしょうか。まさに喰うか喰われるかの生存環境に適応しているのです。ヒトの社会ではこのような機能が常に働いてしまうと逆に生きていけません。ですから普段は眠っている機能で、いざというときに火事場の馬鹿力を働かせて命を守ろうとする不思議な機能です。

事故の後遺症には、このような機能がリセットできずに働き続けていることにも要因があると思います。事故のインパクトで命を守るためにスイッチオンになった交感神経が高まったままなので、ぐっすり寝られない、食欲不振、無理に食べても消化不良を起こす、疲れやすい、リラックスできない等の不定愁訴に悩まされ続けることになります。神経ネットワークに働きかけるザ・ヤマサキ・システムの施術はこのような状態をリセットするのに役に立ちます。

ヒトは、脳が大きくなったことによって自ずと判断の速さには物理的な制限がかかってしまいましたが、進化の過程で情報を認知する間を取ることを獲得しました。間を取るということは少し前を覚えているということでもあり、それがまた人間らしさの根源なのではないかとも考えられ、これが言葉の情報伝達を可能にしたと言われています。

言語音の知覚そのものが長い時間を得ることで可能になったのではないかと考えられているのです。言語音はかたまりで認識されますが、かたまりの幅を確保しているのが間ということになります。

AI人工知能の研究者の中には、知能とは「次の言葉を予測する力」と考えられている方もいらっしゃいます。これも情報を認知する間を取るヒトの特長とも結びつくのではないでしょうか。

「姿勢とからだの働き」を整え神経ネットワークを再構築した後は運動をミエリン化

「姿勢とからだの働き」は、神経ネットワークが制御していると先に述べましたが、その神経ネットワークの信号が伝わるスピードを速くする仕組みのことを「ミエリン化」と言います。具体的にどんな変化が起こるのかというと、オリゴデンドロサイトという細胞でミエリン鞘という覆いを神経に巻きつけます。

神経細胞のシナプスは、使えば使うほど新たなネットワークを構築していきます。そして新たな経路にオリゴデンドロサイトがミエリン鞘を巻きつけていきます。そうすると神経を伝わる電子信号がミエリン鞘ごとにジャンプする形となって大幅にスピードが上がり、激的に信号が速く伝わるようになります。

「ヒューマン・アップグレード・システム」では、施術によって神経ネットワークの再構築ができてからが本当の回復と考えています。

ですから、施術後に「姿勢とからだの働き」が整ったら、からだを動かす、正しく歩く指導や、その人にあった体操やトレーニングをお伝えし、必ず実践していただきま

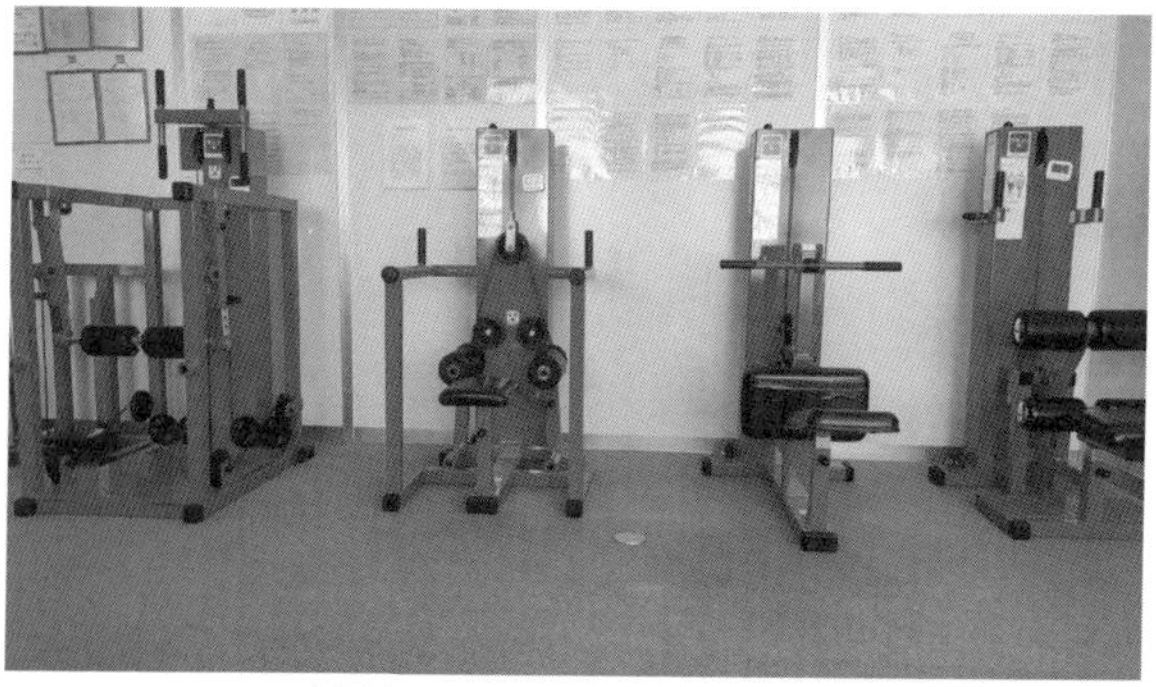
鍛錬トレーニング・ジム

す。

神経ネットワークの再構築が整った状態でトレーニングを積むことは、新たな神経ネットワークの強化にとても重要なことです。効率的にパフォーマンスを向上させることにもなります。

「愛真道場いわせ接骨院」では、そのために「鍛錬トレーニング・ジム」の設置もしています。

新たな領域にチャレンジして習得し、できるようになるということは、まずシナプスという神経同士のコネクションができるということと、さらにシナプスを含む回路がミエリン化を経てスムーズに情報が伝達するようになるということです。

大人になっても、いくつになってもミエリン化する余地はたくさんあるということです。そして脳だけではなく末梢神経にでもミエリン化は起きます。

とくにアスリートのパフォーマンス維持、向上はもちろんのこと、新たな領域にチャレンジして修得することは、いくつになってからでも可能なのです。

「愛真道場いわせ接骨院」の「ヒューマン・アップグレード・システム」は、アスリートの新たな領域へのチャレンジもサポートしています。

あなたの身体はあなたの「生活習慣と環境」がつくっている

「姿勢とからだの働き」を整えて、神経ネットワークが再構築されると、生命を維持する機能が最適化され、自然治癒力が働き始めます。

するとと今までなかなか治らなかったケガや後遺症、慢性的な痛みや病気までもが回復に向かいはじめます。

長年、さまざまな医療機関に行っても治らなかった症状が、早い人だと初回の施術から楽になるものですから、次に来院するときには家族や知人を連れてきます。たいていは、その方よりも重い症状や病気の方をご紹介されます。そのうちにさらに重い症状を抱えた方々が来るようになり、病院で難病指定の病名を診断された方や、生活習慣病、手術前後のケアを目的とした人など、普通に考えたら明らかに接骨院の適応外の方々がいらっしゃるようになりました。

私は柔道整復師ですから当然、そのような病気を診ることも治療することもできません。

しかし藁にもすがる思いで不安を抱え、希望を持って来院された方を追い返すわけにもいきません。そこで「愛真道場いわせ接骨院は、病気を診たり治したりすることはできません。姿勢とからだの働きを整えて、自然治癒力を働かせるために施術をさせていただきます」ということをしっかりと説明して同意を得られた方のみ受け入れてきております。施術の目的が一致しないなどの理由で、お断りさせていただくこともあります。

もちろん「姿勢とからだの働き」を整えても回復に向かわない人もいます。そこで私は「生活習慣と環境」に着目して、そこにアプローチする方法を見出したのです。

バイオレゾナンス

愛泉道院の塾生だった頃、私は師匠の書棚にあった「波動の会」の資料をお借りして独学で研究したことがあります。

「波動」というのは量子物理学でいう周波数、振動、波のことです。私たちはいったい何でできているのかという問いに対して、量子物理学の概念では、この世界のすべてのものは「振動」からできていると言います。

これがバイオレゾナンスの基礎になっています。すべては「素粒子」、「周波数」でできていて、お互いに影響し合い、関わり合い、すべては繋がっていて、与え合い、受け合っていると言います。

余談ですが、これは「ブッダの覚《さと》り」の世界観と共通しています。量子物理学発祥のドイツにバイオレゾナンスの勉強に行った際に講師を務めてくださったパウル・シュミットアカデミーのH．P．トーマス・ヴァーリオアー先生はチベットで仏教の得度を受けていました。

私は、大学でのアカデミックバックグラウンドが「仏教学」です。そこで、ヴァーリオアー先生と意気投合し、量子論とブッディズムの話で共感しました。

日本でもなかなかこういう話ができる先生はいないのに、西洋のドイツでブッダの覚りとバイオレゾナンスの話しで共鳴したことには感動しました。

バイオレゾナンスのバイオは「生体」、レゾナンスは「共鳴」のことです。すべては相互に影響を及ぼし合っているので、ひとつだけを取り出してみても、それだけでは説明がつかないということ、それは生体にもあてはまります。

体内のそれぞれの器官も、一つの臓器だけで考えることは不可能と言えます。生体に影響している要因も良くも悪くも相互に影響を及ぼし合っているわけです。

次に、私がこのバイオレゾナンスの考え方と導入を決めた経緯を記しておきます。

「波動の会」からバイオレゾナンスへ

「波動の会」では、人間や植物、動物、あらゆるものは「エネルギーでつくられている」とみていました。

これは量子物理学の「すべてのものは振動でできている」と同様です。目に見える肉体に痛みや病気が起きたり治ったりするのは、目に見えないエネルギーボディの次元に変化が起きるということで、これは東洋医学の「気」や「経絡《けいらく》」の見方とも共通しています。

「波動の会」では、「十二経絡」を「陰・陽の六経」として、「対の関係」になるとみていました。例えば「肺経と大腸経」は陰陽の対の関係にあります。各経絡にはエネルギー的に「支配している器官」があり、肺経と大腸経の総エネルギー量は、常に上下していても同じ量で一体です。ですから肺経のいずれか、または複数の器官に症状があると、大腸経のいずれかまたは複数の器官にも症状があるというのです。

風邪をひいて咳をしているときは、大腸経のどこかに症状があり、反対に便秘の人は、呼吸器系のどこかに症状をもっていると見るのです。

肺経・大腸経は、第1頸椎と耳にも相関しているので、呼吸器系の症状、耳の症状（例えば難聴やめまい）、大腸経の症状（例えば下痢や便秘）、そして第1頸椎のズレはすべて関連しているというのです。私は、こういう関連を臨床の中で調べました。するとその通りなのです。ですから、いまでも「波動の会」の見方は臨床でも活かしています。

そしてエネルギーボディそのもの、そして陰と陽の対の関係に影響を与える原因は「生活習慣と環境」の中に潜んでいると観察しました。

「波動の会」では「エネルギーの陰・陽バランスの崩れの原因」として、住んでいる土地の地下水脈、断層や空洞、放電の電気のエネルギー、クスリや注射、農薬や化学肥料などの人工物、水道水、食べ物や飲み物など口から取るものについているもの、異常な塩、洗剤や化粧品など皮膚に関係のあるもの、家に関係のあるもの（電磁波などの発信器具、土地や家や部屋をキレイに掃除をしていない、家相）などとしています。

私は自分の体を使ってエネルギーの陰・陽バランスを「波動の塩」で整える実践をしました。愛真道場いわせ接骨院を建てるときもエネルギーの循環する家相の研究も実践しましたが、臨床でこれを実践するのには抵抗がありました。リーディングという方法で、その人の体の反応を見て「生活習慣と環境」にある原因を見ていくのです。

リーディングというのは、オーリングテストにも似ていて、人の体の反応を見るわけですから、バイオレゾナンス（生体共鳴）を利用しているとも言えますが、このやり方は

「積極的精神的ラジエステティック」というアプローチです。内的に質問することで、何が良いか悪いか、何が必要であるかないかなどを見つけ出そうとするやり方で、施術者にかなりの負担がかかります。

求めれば与えられるものです。知人から私のような考え方の歯科医師がいるということで、久我哲也先生をご紹介いただきました。偶然にも高校の同窓の先生でした。歯の治療で使う材料が患者さまに不適合であることもあるので、先生はバイオレゾナンスを応用していました。研究熱心な先生で、世界中からさまざまなバイオレゾナンスの実践機を取り寄せて研究していました。先生の研究をいろいろとご教示いただき、体験もさせていただき、私はその中でもパウル・シュミットのバイオレゾナンスに強く惹かれました。

「生活習慣と環境」を整える

ドイツのエンジニア、パウル・シュミットは、問題となっているからだの場所を特定するため、そしてからだの不調の原因と考えられる住まいの環境、食べ物、衣類や装着品を特定するため、エネルジェティック・ブロッケード（気の滞り）を数値化して測定できるバイオレゾナンス実践機を発明しました。

0から100までの数値を基本周波数と呼んでいますが、電気の分野で使うヘルツとは異なります。

からだのある部位にブロッケード（滞り）があると、特定の基本周波数で共鳴が見られます。その基本周波数を続けて送ると、やがてブロッケードが解けることがわかりました。これが1975年にパウル・シュミットが確立した「パウル・シュミットのバイオレゾナンス理論」です。

パウル・シュミットのバイオレゾナンスは原因指向の健康法です。原因にアプローチすることで結果が持続することに繋がると彼は説いています。

パウル・シュミットのバイオレゾナンスでは病気の原因としてまず電磁波、ジオパシー、酸とアルカリのバランス、ミネラル・微量元素・ビタミンなどの栄養素、重金属、農薬などの有害物質、酵素、アミノ酸、細菌・ウイルス・寄生虫・真菌、そして心理的要因・ストレスの影響を認識する、つまり測定することから始めます。

バイオレゾナンス実践機で調べるとエネルジェティックな負担を受けている原因が特定できます。続けてハーモナイズ（波動で調和させる）すると、そのブロッケードが解けます。しかし、原因が電磁波、ジオパシーなどの住まいにある場合と酸・アルカリのバランス、栄養素、アミノ酸など食べものにある場合は、環境や食事を変えない限り不調は繰り返されます。

原因指向の健康法とは、食べ物や住まいの環境などに潜むからだの不調の原因を削減することなしにトリートメントをするだけでは意味をなさず、「生活習慣と環境」を整えることで健康状態は持続するということです。

パウル・シュミットのバイオレゾナンス実践機で特定されたからだの不調の原因は、波動の会で研究していたものとも驚くほど重複していました。しかもパウル・シュミットのバイオレゾナンス実践機はコンピュータで制御されているので施術者に負担をかけずに問題となっているからだの場所や「生活習慣と環境」に潜む、からだの不調の原因をエネルジェティックに特定できるのです。

そこで私は「生活習慣と環境」を整えるアプローチにパウル・シュミットのバイオレゾナンスメソッドを応用することにしました。すると「姿勢とからだの働き」を整えても回復しない人が元気を取り戻しはじめたのです。

からだの不調の原因として考えられること

（『原因思考の健康改革』より引用）

パウル・シュミットのバイオレゾナンスではどのような不調にも共通する、基本のチェック項目があります。からだの不調の原因として次のことに関するエネルジェティックな負担の有無を調べます。

①電磁波の影響
②ジオパシー（水脈や断層などからの影響）
③酸とアルカリバランス
④栄養素（ミネラル、微量元素、ビタミンなど）
⑤有害物質（重金属、殺虫剤、農薬など）
⑥酵素
⑦アミノ酸
⑧細菌・ウイルス・寄生虫・真菌類

①電磁波の影響

住まいやオフィスの空間に漂う電磁波の影響をエレクトロスモッグと呼んでいます。

身体に負担がかかる電磁波は電気製品の電源コードをコンセントに差し込む、電源スイッチをオンにする、携帯・コードレス電話やWi‐Fiを使うときに生じます。

交流電場…100ボルトの電源につなぐ

交流磁場…スイッチオンで電流が流れる

高周波……電波を送受信する

私たちの身体はアンテナのように環境の交流電場を取り込み、からだに電圧がかかります。そして電流が体組織に流れると、細胞や神経を刺激します。免疫系、神経系、ホルモン系などの制御中枢は、直流電流や交流電場によって敏感に反応し、乱される可能性があります。

具体的には、携帯電話などから発する変調波（高周波）が松果体のメラトニン産生を抑制する（睡眠障害）、血液脳関門が開かれる、カルシウムイオンとマグネシウムイオンの排泄が増加する、心臓の鼓動に影響を与える、免疫システムに影響を与える、細胞の酵素活性が変化する、細胞分裂とＤＮＡ合成に影響を与える可能性が疑われています。

②ジオパシー（水脈、断層などからの影響）

ジオパシーとは水脈、断層などが、そこに住むヒトや動植物にエネルジェティックな負担を与えることを言います。寝室のように長期にわたって同じ場所にいることで体調を崩すことがあると考えられています。

・水脈……水脈とは地下水脈のことです。

水の動きは摩擦電流を引き起こし、その地点の上方で電磁場として感知することができます。水脈の水と地球の含水層は非常に伝導性が高いので、水脈は地球内部からの放射に影響を与えます。水脈は時間とともに方向や位置を変えることがあります。水脈の流水は、その上方で寝ている人の生命力を弱める可能性があります。

・断層……断層とは、さまざまな形の地殻のズレを言います。

岩盤に割れ目が生じるときには、異なる電荷を帯びた大地の層が重なり合って衝突することがあります。

大地の層はプラスかマイナスの極性をもっているか、電荷を帯びていないこともあります。断層ができることで、その場所の電磁場が強くなったり、弱くなったりします。昔の亜鉛炭素電池（マンガン電池）からイメージできるかもしれません。

・広域碁盤目……発見者の名前をとっていくつかの碁盤目がありますが、基本的にはどの碁盤目（グリッド）にも共通点があります。

それは格子の線が交差するポイントでは放射＝刺激が著しく強くなることです。

・グローバルグリッド……ハルトマンの広域碁盤目（グローバルグリッド）は、磁器特性を持つ、自然界のエネルジェティックな放射システムと言えます。

これは、私たちの地球を取り巻く経線と緯線に似て、東西南北に格子状に存在しています。グリッドの南北の間隔は約2・0メートル、東西の間隔は約2・5メートルです。

・カリーグリッド……カリーの斜め碁盤目は同名の医師、M.Curry 博士にちなんで命名されました。

グリッドの間隔は約3〜3・5メートル（線幅は約50〜70センチ）で、北東・南西と北

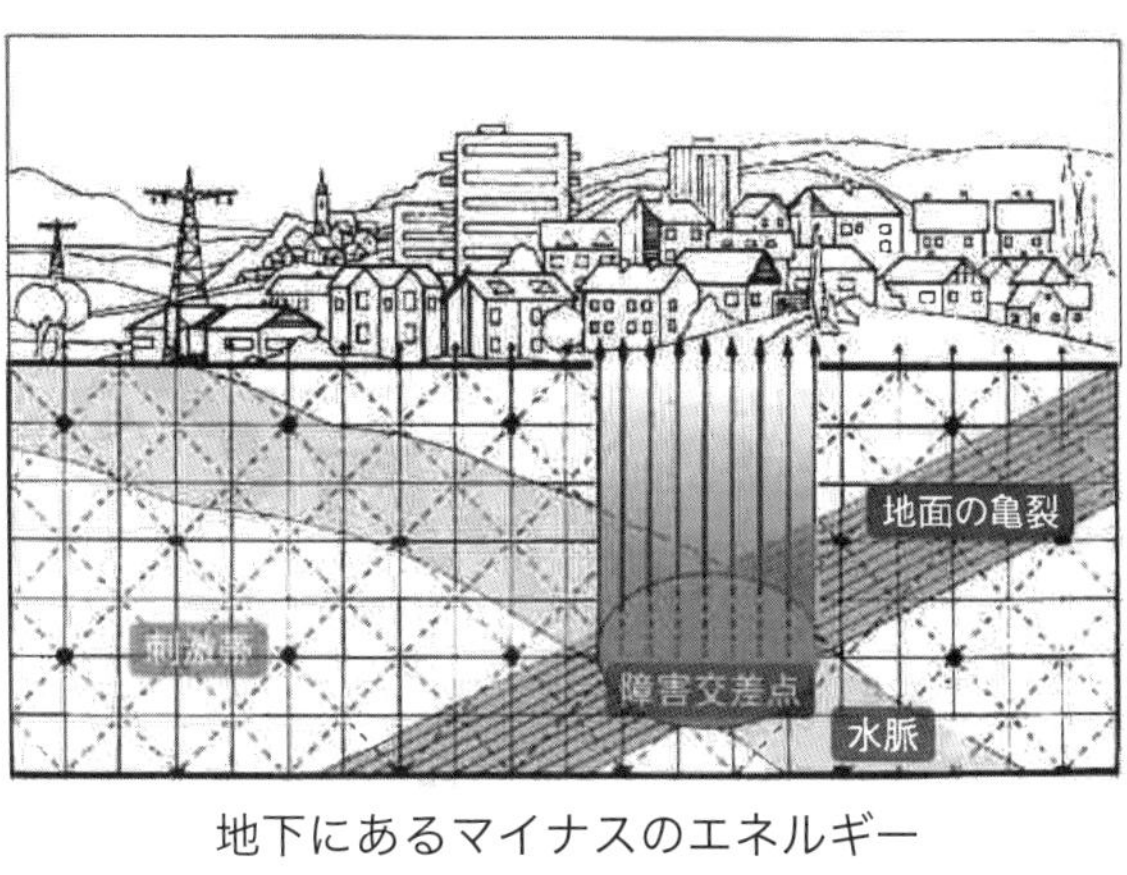

地下にあるマイナスのエネルギー

西・南東に存在しています。

ここで興味深いのは、水脈と広域碁盤目が交差するところでは、より強いエネルジェティックな負担が見られることです。
・ベンカーグリッド……ベンカーシステムは立方体のサイコロのように配置され、一辺は約10~12メートル、帯幅は約80~100センチです（いわば、ハミルトンの碁盤目4、5本ごとにベンカー帯があることになります）。
ベンカー帯は強く分極されています。生命力を与える方向の帯と交差点があり、それらは「パワースポット」として利用できます。
反対に、生命力を奪う帯や交差点はエネルジェティックな負担が大です。ベンカーラインン、とくに交差点ではガンやその他の深刻な病気が著しく多く見られるためにベンカー帯は、寝室ではなんとしても避けるべきです。
ジオパシック・ストレスの症状
ジオパシック・ストレスの症状としては睡眠障害、寝汗、頭痛、偏頭痛、高血圧、循環器障害、静脈瘤、関節や背中の痛み、悪夢、息切れ、痛風、リューマチ、イライラ、うつ、不安などが知られています。

ガン、喘息、リューマチ、多発性硬化症などの慢性疾患も、しばしば寝室での水脈や断層などが複数交差している場合に見受けられます。

③酸とアルカリのバランス

ヒトの血液はpH7・35〜7・45という弱アルカリ性にコントロールされています。食べ物の酸・アルカリ度を問題にしても意味がないという意見もありますが、酸性食品を摂りすぎる人の体は、弱アルカリ性を保つために過重な努力を強いられているのです。その結果、さまざまな臓器に負担がかかります。

例えば、肉や魚、チーズ、パン、ナッツ類などの酸性食品の過剰摂取は、骨のカルシウムを溶かし、骨粗しょう症の危険を高めることが知られています。骨のカルシウムを溶かすことで、血液の弱アルカリ性を維持しようとするのです。

スイスの大手食品メーカー、ネスレのウェブサイト「ネスレ・ニュートリション・スタジオ」でも酸・アルカリのバランスに触れています。そこでお勧めの野菜・果物トップ10はホウレンソウ、フェンネル、ケール、カシス、若いニンジン、アプリコット、ズッキーニ、じゃがいも、キウイ、カリフラワーが表示されています。

ミネラル物質		
	生理学的効果	**考えられる問題**
カルシウム	骨と歯の構築、筋肉収縮、刺激伝達、血液凝固	けいれん、血液凝固の障害、骨の障害
カリウム	神経と筋肉が興奮、ATP構築、血圧の調整	疲れ、けいれん、心拍障害
マグネシウム	補酵素、ATP構築、血管張力の調整、刺激伝達	心臓の問題、落ち着きがない、けいれん、抑うつ症
ナトリウム	水分および血圧の調整	高血圧・低血圧、浮腫

微量元素		
	生理学的効果	**考えられる問題**
鉄	L-チロシン合成、酵素の構成要素、ヘモグロビンの構成要素	疲れ、能力減退、呼吸の問題、脱毛
亜鉛	傷の治癒、神経伝達物質生成、インスリン代謝の補因子	脱毛、粘膜の障害、不妊
銅	鉄の運搬に関与、抗酸化物質、色素生成の補因子、コラーゲン合成の補因子	疲れ、妊娠障害、免疫力低下、貧血、色素障害
マンガン	抗酸化物質、軟骨合成とヒスタミン分解の補因子、アンモニアの解毒に関与	妊娠障害、食欲不振、運動器官の問題（軟骨に欠陥）
モリブデン	アルコール分解とタンパク質分解の補因子	てんかん、頭痛、夜盲症、頻脈
ヨウ素	甲状腺代謝の構成要素、細胞分裂に影響を与える	体重過多・過少、疲れ・多動性、妊娠能力、毛髪・皮膚
コバルト	B12の構成要素、ヨウ素代謝に関与	消化の問題、抑うつ症、心筋梗塞の傾向

④栄養素

ミネラル（カルシウム、カリウム、マグネシウム、ナトリウム）、鉄、亜鉛などの微量元素、脂溶性・水溶性ビタミン、乳酸菌などのプロバイオティクス（共生細菌）、脂肪酸のプログラムで過不足を調べます。（右表参照）

⑤有害物質

重金属、セアカゴケグモ、まむしなどのクモ毒・へび毒、駆除薬、ベンゼン、ベンズピレンなどの環境の毒素ほか。

有害物質については、パウル・シュミットのバイオレゾナンスを実践している人たちが理解していることを整理したいと思います。

私たちのからだにとって有害なものは、住まいの環境や地域の河川、工場、農地や空気中にあって遠い存在でも、結局は鼻、口、手などの皮膚から体内に入り込んできます。

脂溶性の毒は、脂肪、神経、脳など、脂肪の多い組織に蓄積されます。ここには水銀などの重金属、木材の保護剤、溶剤が入ります。

水溶性の毒は結合組織に蓄積されます。この分類には水道管などから生じる金属化合物、動物や植物の毒が挙げられます。

ホルモン活性のある毒は甲状腺、脳、生殖器官に蓄積します。殺菌剤、殺虫剤、除草剤、防カビ剤や抗生物質が挙げられます。

細菌、ウイルス、寄生虫、真菌類など、微生物の毒は一般に、細胞や神経、腸に害を与え、とくに真菌類は気道に負担をかけたり、肝臓に害を及ぼします。ダニはアレルギーを引き起こします。

動物や植物の毒と、菌体の細胞壁に存在する内毒素、菌体から外へ放出される外毒素はたいてい水溶性で、たんぱく質合成を滞らせたり、イオンチャンネル（イオンを透過される役割をもつ膜たんぱく質）をブロックします。また、細胞や神経、腸に害を与えます。

放射線は遺伝子に害を与え、粘膜、胃・腸に影響を及ぼし、外傷などの物理的影響もあります。

医薬品、環境毒、飼料に含まれる毒などの化学物質もあります。カドミウムは骨や神経システムに、水銀は胃腸に害を与えます。柔軟剤は肝臓、腎臓、脂肪に蓄積され、化学調味料はアレルギーを引き起こしたり、神経に害を与えます。殺菌・殺虫剤は肝臓、腎臓、中枢神経システムに害となります。

毒素の負担が大きく、からだに過剰な要求がかかると、体内で被害が起きないように有害物質は沈積されます。この沈積物はからだの機能を大幅に制限し、臓器不全すら起こすことがあります。ストレスや急な減量、そしてからだの負担がかかると沈積物があっという間に融解し、中毒症状があらわれることもあります。

では、毒素をどのように体外へ排出したらよいのでしょうか。

十分な解毒には、からだに十分なエネルギーのあることが前提条件になります。また、個々の細胞が毒素を排出できる状態にあることが大事です。

解毒の器官

解毒の器官は肝臓、腎臓、腸、血液、皮膚、リンパ、肺です。

肝臓では有害物質を毒性の少ない物質に変え、腎臓では血液から有害物質を濾過し、塩と水分を回収します。毒性のある代謝産物は腸のバリアに捕獲されます。腸内の細菌叢に問題があると毒素が血液に入ってしまい、それが脳まで達することもあります。

血液の役割は有害物質を解毒器官に運ぶことです。肝臓と腎臓で処理されるはずの毒素が多い場合は、皮膚を通して排出されます。また、血液の輸送が間に合わないときはリンパシステムが助けます。

肺は空気中の酸素をからだに取り入れ、要らなくなった二酸化炭素を外に出す働きをしていますが、肝臓や腎臓が不全の場合は、肺がより多くの解毒を担うことになり、アセトン臭を感じることがあります。

慢性的なアトピー性皮膚炎の方の多くは、胸郭が硬く可動性が悪くなっています。肝臓や腎臓で処理されるはずの毒素が間に合わず皮膚を通して排出され、同時に肺がより多くの解毒を担うことにもなって負荷がかかるのだと思います。

解毒の働きが促進して、皮膚の状態も良くなってくると、胸郭の硬さは緩和され、動きも良くなってきます。肺の負担は緩和され、より働くようになることで、さらに解毒も促進されるのでしょう。

胸郭は肋骨と胸骨、胸椎がつくるかごです。心臓や肺を保護する役割と同時に、呼吸をするために必要な空間をつくり、肺の陰圧を保ちます。胸郭は呼吸によって動かなければならないのですが、肺の機能に過重な負担がかかり続けると硬くなって胸郭の可動性が低下して、さらに肺の働きを妨げてしまうのです。

「ヒューマン・アップグレード・システム」では、胸郭の動きは「姿勢とからだの動き」にも原因があると診て、ザ・ヤマサキ・システムのリアクターによる施術でもアプローチします。一方では「生活習慣と環境」に潜む有害物質の蓄積などの原因をバイオレゾナンス実践機で調べて、それらを整えていきます。このように負のスパイラルをひも解き、生命を維持する働きを最適化していくのです。

⑥酵素＝生命のモーター

酵素については、パウル・シュミットのバイオレゾナンスを実践している自然療法士のベルベル・フィリップさんの体験談をご紹介します。

ベルベル・フィリップさんは、かつてダニに刺されたことから半身不随になったそうです。生の食べ物とは、40度以上の過熱をしていない自然のままの食品です。そこでは酵素が壊されていません。

彼女は多発性硬化症に罹患している人が生の食べ物をとって治ったり、少なくとも状態が改善することができたりした、ということを本で読んだそうです。そこでフィリップさんは自分の食生活を変えました。調理したものは何も食べなくなりました。パンも食べない。食事は生の果物、野菜、ナッツ類、もやし類でした。

3か月後には再び歩けるようになりました。三年後には、体の両半身が再び繋がり、不均衡がなくなったことを感じました。

彼女はさらに酵素に関し、これが何に含まれ、どのように効果をあらわし、また何とどう関連しあっているかについて集中的に学び、バリ島で休暇を過ごした間、さらに知識を深めました。そこでの食事は、例えばドリアン、パパイヤ、パイナップルのような地元の植物が基礎となりました。これらの果物に含まれている酵素が、とくに高い効果のスペクトルを持つことが明らかになりました。腫瘍、感染、アレルギー、怪我、炎症、リューマチ、血管疾患に役立つというように。

フィリップさんは「酵素というのはアミノ酸からなるタンパク質です。私たちの体にある20のアミノ酸から、さまざまな構造により約1５０００の酵素がつくられます。これらが細胞内で化学反応を制御し、それが毎秒何十億という反応に繋がるのです。交換と再生のプロセスを制御し、反応が進むよう触媒として働く。それ自身は変化することがありません。呼吸、消化、心臓の鼓動のための基礎エネルギーを用意する絶え間ないプロセスは、熱量の80～90パーセントを消費します。私たちの筋肉が消費するのは10～20パーセントだけなのです。酵素の活動のためには、最適なpH値が必要です（胃は約pH2、小腸でpH8〜10）。そうでないと酵素の活動する中枢（鍵）が器質分子（鍵穴）に合わないのです。酵素は補酵素を必要とします（例：鉄、マグネシウム、銅、亜鉛）。これは耐熱性があるが、反応の際に消費されてしまいます。しかし酵素は消費されず、その効果は40度で最高になります。42度では活動が停止し、45度以上になると、分子の活動が大きすぎるために分解します。酵素はフリーラジカルを中和します」と言います。

フィリップさんは、さらにさまざまな酵素とその効果スペクトルを示してくれました。「例えばウシやブタから取れるキモトリプシン（膵臓の機能障害に対してなど）、ウシ・ブタの膵臓から取れるトリプシン（血小板がくっつくのを妨げ、血液を薄める）などです。酵素研究者であるマックス・ヴォルフとヘレーネ・ベニテッツは、ブロメラインとパパインが効果物質であるWoBe酵素を発見しました。パイナップルから取れるブロメラインは、心臓や循環の問題、高血圧、ニキビ、間欠性跛行、その他いろいろな問題に利用できます。腫瘍学においても使われます。腫瘍壊死因子を高め、T細胞の活動を活発にし、腫瘍細胞の細胞周期を妨害します。転移を防ぎ、皮膚ガンから守り、乳ガン、腸ガン、胃ガンでも成功を収めています。

パパイヤから取れるパパインは、消化の問題、胃や腸の腫瘍の際に効果があり、傷の治癒を促進し、がん疾患の際に投入されます。がんによる体重減少に対して効果があるのです。パパイヤの実はさらに、細胞をフリーラジカルから守り、発ガン性のあるウイルスを破壊します。リゾチーム（ニワトリのタンパク質から取れる）は免疫を高め、抗細菌性です。

酵素はその活動の経過において、別の酵素の活動を引き起こします（酵素連続的相互作用）。例えば怪我をすると、止血し、痛みを和らげ、かさぶたを作り、細菌を認識し、新しい組織を作る働きをします。酵素トリートメントは原住民の間では、８００年もの昔から見られ、例えば炎症の際にパイナップルで湿布したり、イチジクを貼り付けたりするのです。

食事に酵素を加えるときは、それが自然のままで、人工栽培ではなく、無農薬であることに気をつけなければなりません。パパイヤやパイナップルを使うときは、生産国と輸入経路に注意します。海路を伝ってコンテナで送られてくると、コンテナにはガスが入っています。手に入る限り、有機栽培のものを空輸したものの方が良いのです」

フィリップさんは続けて、「食事はその50パーセントが生のものであるのが良いです。調理したものだけを食べると、消化性白血球増加症の危険があるからです。生の食品はアルカリ食品を、胃が空の状態で食べるのが良いです（10分から30分で消化される。または発酵がはじまる）。ドライフルーツも効果があります。しかしこれは屋根の上で乾燥することが多く（トルコなど）、太陽によって40度以上に温められてしまう可能性が高いです。おいしくて特に子供にも向いているのは、ヴィクトリア・ブーテンコが発明した「グリーンスムージー」です。新鮮な香味野菜と緑黄野菜が6割、新鮮で完熟した果物が4割、それらを小さく切って純粋な泉の水とミキサーで攪拌《かくはん》して飲めるようにするのです」と記しています。

日本の消化器専門医である新谷弘実博士は、定期的に大量の生の食べ物を食べている人の消化器官は健康である、と著書に書いています。微生物により約３０００種のさまざまな酵素が腸内で作られるそうです。

⑦アミノ酸

アミノ酸はエネルギー産生栄養素の一つであるたんぱく質を構成する、20種類の有機化合物のことです。一つでも欠けるとたんぱく質を合成することができません。アミノ酸は、自然界では数百種類以上も発見されていますが、私たちの体の元となる「たんぱく質を構成するアミノ酸」は、たったの20種類です。

私たちが肉や魚などを食べると、その中に含まれるたんぱく質は、この20種類に分解され、栄養素として吸収されます。吸収されたアミノ酸は、エネルギー源や、私たちの体をつくるたんぱく質として再構成されます。

必須アミノ酸		
	生理学的効果	考えられる問題
L-イソロイシン L-ロイシン L-バリン	タンパク質合成に使われる、アンモニアの解毒を支援	筋肉減少、能力減退
L-リシン	コラーゲン合成に重要、カルシウム吸収を促進、抗ウイルス性	免疫力低下、骨の代謝障害
L-メチオニン	タンパク質合成に使われる、肝機能を支援	免疫力低下、傷の治癒が悪い、筋肉減成
L-フェニルアラニン	甲状腺ホルモンと神経伝達物質の合成に関与	抑うつ症、能力減退、色素の障害
クロム	グルコースの利用を改善、マクロ栄養素の代謝に影響を与える	コレステロール上昇、運動失調、インスリン抵抗性が高まる
セレン	抗酸化物質、甲状腺ホルモンの補因子、抗体製造、重金属の解毒	疲れ、アレルギーの傾向、免疫力低下

ビタミン、脂溶性		
	生理学的効果	考えられる問題
ビタミンA	粘膜を健康に保つ、抗体をつくる、視力に必須	免疫力低下、粘膜の障害、夜盲症
ビタミンD	骨にカルシウムを吸収するのを促進、抗血栓症、食作用とインスリン分泌を活性化	疲れ、骨の変性、糖尿病
ビタミンE	抗酸化物質、血管拡張、血液凝固を抑制	コラーゲン分解、神経疾患
ビタミンK	血液凝固の補因子、骨と軟骨をつくる	出血しやすい、関節炎、動脈硬化
ビタミンK1	血液凝固の補因子、骨と軟骨をつくる	出血しやすい
ビタミンK2	血液凝固の補因子、骨と軟骨をつくる	出血しやすい

ビタミン、水溶性		
	生理学的効果	考えられる問題
ビタミンC	抗酸化物質、血圧を下げる、軟骨形成、ヒスタミン分解、鉄分吸収	能力減退、免疫力低下、貧血
ビタミンB1、チアミン	エネルギー代謝の補因子、心機能を援助	食欲不振、睡眠障害、心臓の問題、神経疾患

アミノ酸は、生命活動に必須の重要な物質です。たんぱく質を構成する20種類のアミノ酸の中で、9種類は私たちを含め動物の生体内では十分量を生合成できず、食べ物として摂取する必要があります。これら9種類のアミノ酸を「必須アミノ酸」と呼んでいます。

それに対し、糖質や脂質等から体内で合成できる11種類のアミノ酸を「非必須アミノ酸」と呼んでいます。

非必須アミノ酸は体内で合成できることから、摂取する必要はないと思われるかもしれませんが、体内の合成だけでは十分でないこともあり、必須アミノ酸と同様に十分量を摂取することが重要と言われています。

⑧細菌・ウイルス・寄生虫・真菌類

約400種類について、それらが身体にいるのかどうか、存在の有無を確かめるのではなく、エネルジェティックな負担のリスクがあるかどうかチェックします。

からだの不調の原因としてパウル・シュミットのバイオレゾナンスでは以上の8項目を調べます。そのほかに、心理（プシケ）とストレスもチェックします。

ドクター・ウルリッヒの所見表

本場ドイツでパウル・シュミットのバイオレゾナンスを実践しているエルマー・ウルリッヒ医師の所見表がとてもわかりやすいので、そのまま引用させていただきます。

エルマー・ウルリッヒ医師は、私たちのからだには「抵抗力」があり、それを樽に例えて次のように説明しています。

「私たちの抵抗力の大きさを、木の樽だと考えてみてください。その樽の中に、危険因子がどんどん積み重なっていくと、いつかあふれ出してしまいます。蓄積している量が許容範囲を超えたとき、病気や症状となってあらわれてくるのです」

健康を損なうリスクが身近にあるからといって、すぐさま病気に繋がるわけではありません。私たちのからだは、たとえ外部から危険なもの、毒を与えるものが侵入しても、本来備わっている抵抗力や免疫力が働いて、外へ排出したり無害化することで、健康な状態を維持しようとします。

ところが、エネルギーボディがダメージを受けて、生命力が低下すると、本来の機能が発揮されなくなるのです。微細なエネルギーのレベルで、健康を維持する力が安定せず、しまいには細胞や臓器といった肉体もダメージを受けてしまうことになります。

さまざまな危険因子に晒される生活を送っていると、知らず知らずのうちに微細波がブロックされ、時間の経過とともに病気を発症しやすくなると言えます。

ウルリッヒ医師の「木の樽」を「生命維持システム」と置き換えてもよいのではないかと思います。私たちのからだに外部から危険のもの、毒を与えるものが侵入しても「生命を維持する働き」が外へ排出したり、無害化してくれるのですが、危険因子がどんどん積み重なってくると、その働きに過重な負荷がかかり続け、症状や病気となってあらわれてくるということです。

生命維持システムの負荷となる「姿勢とからだの働き」そして「生活習慣と環境」からの因子を、検査・分析して、それをできるだけ削減することで、私たちの健康は保たれるのです。

樽から溢れ出る

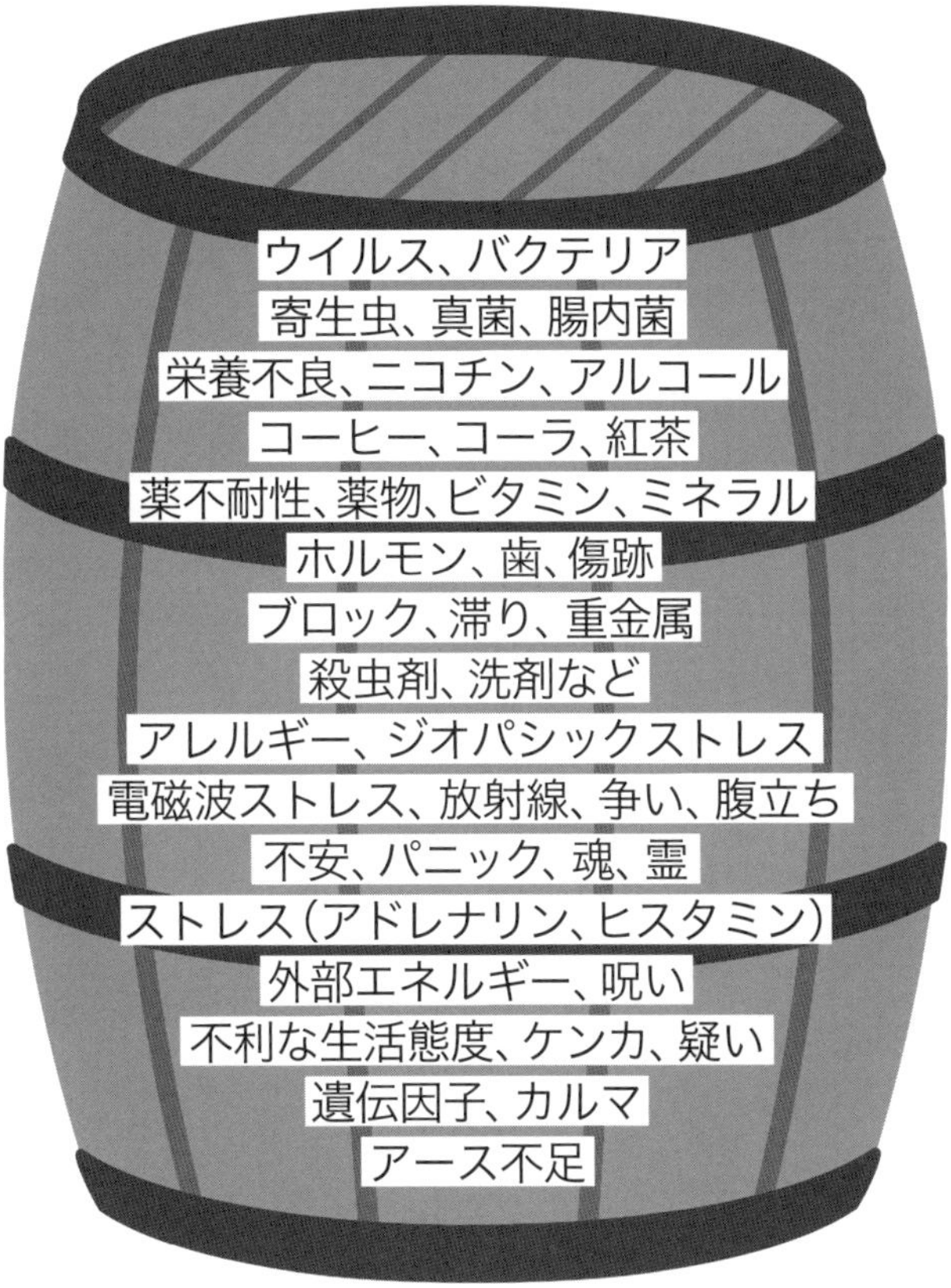
ウイルス、バクテリア
寄生虫、真菌、腸内菌
栄養不良、ニコチン、アルコール
コーヒー、コーラ、紅茶
薬不耐性、薬物、ビタミン、ミネラル
ホルモン、歯、傷跡
ブロック、滞り、重金属
殺虫剤、洗剤など
アレルギー、ジオパシックストレス
電磁波ストレス、放射線、争い、腹立ち
不安、パニック、魂、霊
ストレス(アドレナリン、ヒスタミン)
外部エネルギー、呪い
不利な生活態度、ケンカ、疑い
遺伝因子、カルマ
アース不足

ドイツの医師、エルマー・ウルリッヒの言葉（『原因思考の健康改革』より）

「あらゆる病気は、微細波の滞りが原因です。私は医者ですが、私にできることは、その滞りを解消することだけです。実際、それだけで患者さんの大半は治っています。この方法で治らないのは、いわゆる難病のような、難しい病気ではありません。何らかの理由でエネルジェティック・ブロッケードが正しく突き止められなかったとか、脱臼や捻挫のように物理的な対処が必要な場合です」

もちろん西洋医学の医師で医学博士のウルリッヒ氏は、現代医学が解明した病理を否定しているわけではありません。病理学的なメカニズムの背景には、エネルジェティックな問題があると指摘するのです。

ウルリッヒ医師の言われる「微細波の滞り」とは、肉体を働かせているエネルギーボディのエネルジェティック・ブロッケードです。その原因は「生活習慣と環境」、そして「姿勢とからだの働き」にあると私は見ています。

脱臼や捻挫は、私の専門分野です。「脱臼や捻挫のような物理的な対処が必要な場合」とは、確かにそうでバイオレゾナンスのアプローチだけでは十分な対処はできません。

「ヒューマン・アップグレード・システム」では、脱臼や捻挫は「姿勢とからだの働き」にアプローチするザ・ヤマサキ・システムの施術によって対処します。

パウル・シュミットのバイオレゾナンス実践機も、ザ・ヤマサキ・システムのリアクターも共鳴振動、生体共鳴を使うわけですが、扱う周波数の桁の範囲が違うのです。より肉体に近い周波数の低い桁を扱うのがザ・ヤマサキ・システムのリアクターで、よりエネルギーボディに近く周波数の高い桁を扱うのがパウル・シュミットのバイオレゾナンス実践機なので、両者の利点を活かすことによって「ヒューマン・アップグレード・システム」は、効果的に機能していると言えるのです。

脱臼や捻挫は、偶発的な事故により起こることもありますが、多くは「姿勢とからだの働き」を制御している神経ネットワーク、生命を維持する働きの低下によるものです。

例えば目の見え方による影響です。「不同視」と言うそうですが、左右の目の見え方、近視と遠視の見え方の差が大きくなると、距離や位置の認知力に影響して、段差を見誤ったり、物にぶつかったりとケガを負いやすくなります。

ぎっくり腰や足の捻挫で来院された方の視力検査をしてみると不同視の差が大きくなっています。

ザ・ヤマサキ・システムの施術によって「姿勢とからだの働き」を整えることで、その場でぎっくり腰や捻挫の症状が治まることも多いのですが、その場合は施術後の視力検査で不同視の差も明らかに小さくなっています。姿勢の歪みによって左右の目の高さや、前後が不正列になり、不同視の原因にもなっているのでしょう。

「姿勢」を制御している神経ネットワーク、生命を維持する働きが最適化されれば、左右の目の高さや前後の不正列も整い、腰や足にかかる圧力も最適化されるので、痛みは軽減され、回復力も働きます。さらにバイオレゾナンスでエネルギーボディのトリートメントをすることでケガの回復を助けます。

ということはケガの原因はエネルギーボディのエネルジェティック・ブロッケードにもあると言えるし、逆に肉体のケガはエネルギーボディのエネルジェティック・ブロッケードにも成り得るということです。

「ヒューマン・アップグレード・システム」は、その両方にアプローチして生命を維持する働きを最適化する究極のトリートメント・システムなのです。

第3章

神経ネットワークが回復する体験

「ヒューマン・アップグレード・システム」の流れ

はじめてのご予約

「愛真道場いわせ接骨院」では、完全予約制をとっています。

いわゆる通常の治療院のシステムではないため、はじめての方が飛び込みでいらっしゃることはありません。ご新規のクライアントさんは95パーセント、ほぼ全員が、どなたかのご紹介でお越しになります。

つまり「いわせ接骨院」の施術で回復した経験を味わったことがある方からのご紹介です。あるいは、当院のホームページや、施術を経験された患者さまのブログを見てお越しになる方もいます。

なぜ「味わったこと」がある方からの口コミで、と書いたのかと言えば、どんな施術方法なのか、みなさん説明できず「とにかく、だまされたと思って行ってごらんよ」という感じのご紹介でお越しになる方が多いからです。

「あそこのラーメンおいしいよ。とにかくだまされたと思って行ってごらんよ」

そんな感じで、みなさんご紹介いただいているようです。ラーメンなら、まだこんな感じとか、あんな味と言うように、ある程度イメージで伝えられるかもしれませんが、「いわせ接骨院」の施術は説明のしようがないようなのです。

しかし、苦悩からの回復を味わった人のお話は信ぴょう性があるのでしょう。みなさん期待と不安を抱いてご予約、ご来院されます。そして、みなさん口をそろえたようにもっと早く来ておけばよかったと言ってお帰りになり、また、どなたかをご紹介されるのです。

初回施術の流れ

初診はじっくり時間を確保して行います。まず「問診票」を記入していただくことにより、姿勢を保持する機能でもある生命維持システムにエラーが起きてしまった原因を分析します。

主訴（症状）はもちろんのこと、いつから、どうして、それに対する治療歴、検査歴、現在使用している薬品など。既往歴、交通事故や大きな怪我（転落事故、骨折、脱臼など、幼少期の頃からすべて）、手術歴、入院歴などや生活習慣、こんなこともと驚かれることについても質問があり詳細に記入してもらいます。

この問診票の裏側には、自律神経90項目の問診票も採用しています。こちらはペインクリニックの麻酔科医、若杉文吉先生が作成された問診票を使っています。

この二つの問診票だけでも十分な情報ですが、私は問診票に記入された、文字の大きさや、筆圧、手の震えがあるかどうか、それから記入された情報の量からも分析をすすめます。とくにチェック項目があまりにも多い方、問診票の欄外まで書ききれない程びっしりと書く人には「いままで、本当につらかったですね」とお伝えして、一つ一つ情報の整理をしていくことから始めます。

私も青年期に経験したことですが、医療機関をたらい回しにされ、納得のいく説明も結果も得られず、苦悩の闇をさまよって漂着された方なのですから。

記入していただいた問診票を確認しながら、一つ一つ丁寧にインタビューも行います。

苦悩の事実を確認し、どこが、どんなふうに、いつからどんな原因で痛くなったのか、それに対してどのような医療機関に行って、どんな検査を受け、どのような治療をしたのか、そしてその結果はどうだったのかなどの事実を細かに質問させていただきます。人それぞれの人生があるように、痛みや苦しみの数も時間も、人それぞれです。ですからこと細かく丁寧に確認していきます。

確認しているうちに、納得のいかない事実、解決できない事実に出くわすと、そのことについてしっかりと説明して、こんがらがった情報を紐解く作業をします。

大きな大学病院や基幹病院で臓器の数だけありそうな○○科を散々たらい回しにされて、最後にはさじを投げられ途方に暮れて、どうして良いのかわからずに漂着されてくる方が多いので、ここで解決してあげなければなりません。

本当に一人ひとり全く違うので、本で説明するのは難しいのですが、最近の症例をご紹介します。

初診でご来院された男性

臨床例

M・Iさん、57歳男性、車で40分くらいのご自宅からのご来院。タイヤ専門店の自営業、タイヤの脱着作業も行う経営者。15年来の当院の患者さんからのご紹介を1年くらい前から受けていましたが、今回の痛みはひどかったので来院されました。腰とひざの痛みのためか、少し前傾姿勢、お尻が下がった状態で痛みが出ないようにゆっくりと歩いて施術室に移動してこられました。

問診票に記入していただいた内容を見ながらインタビューしていきます。

主訴① 2日前からの腰の痛み、繰り返すタイヤの脱着で痛めたと思う。10年くらい前から、1年に1回くらいギックリ腰になり、今回の腰痛では医療機関にはまだかかっていない。

主訴② 左ひざの痛みが1年前から。半年前に整形外科で注射をしたが合わないと明記。3回目の注射で痛みが増し、それが半年続いていまも痛い。

ここで大事なポイントが出てきたので、ちょっとコメントします。この方の問診票は、情報量があまり多くなく、文字はおだやかでやさしい筆記です。言葉の調子もおだやかで、私の質問にしっかりと答えてくれます。なのに、主訴②の左ひざの痛み「3回目の注射で痛みがひどくなって、半年も続いている」とコメントされたときは、少し声のトーンが大きくなりました。今回の腰の痛みでは、整形外科に行っていないのです。

この方は医療不信に陥っていました。この方の潜在意識が、注射を打ったお医者様は治療の結果に責任を持っていないと判断した結果「注射が合わない」と思ってしまったのです。

しかし、注射が原因で痛くなったとしても、それが半年も続くというのは事実ではありません。膝の痛みの原因は他にあるはずです。ですから、そのからくりを説明して、いわせ接骨院の施術で証明すればいいと考えました。

この問診票に沿って、インタビューを続けます。「お仕事はタイヤ屋さんの自営なのですね。ご本人もタイヤ交換の作業もするのですか」という感じです。

いろいろと話を聞いていると、先ほど指摘したように、急にトーンをあげてコメントし始めました。

「注射が合わなくて、3回目の注射で痛くなって、治療はやめたんだけど、それから半年も痛みが続いています」と主張されたので、私はそれをしっかり受け止めました。

次に、「大きな怪我」の項目には何も記入されていませんでしたが、「大きな怪我をされたことはないのですね」と質問すると、「子どもの頃のケガなら、右ひじを切ったことがあります」と言って、縫った後を見せてくれました。

「あ～これは結構な怪我ですね～、何歳ぐらいですか？」と質問すると「保育園の年少さんの頃、３歳か４歳です。ガラスにパンチして、抜くときに切れました。子どもの頃は荒れてたので」と照れながら言われたので、私も思わず「年少さんで、ガラスにパンチはすごいですね～」と二人で顔を見合わせて笑いました。

この怪我の負い方（発生機序）ならそんなに大きな原因ではなさそうだなと思いました。

生活習慣についても確認しましたが、私が注目したのはモータースポーツでした。「モータースポーツは、どんな内容ですか？」とお聞きすると「サーキットで車やカートに乗ってレースするものです。３～４年前までです」と話してくれました。

Ｍ・Ｉさんは、タイヤ屋さんで、モータースポーツを経験しているので、自動車関連、そして、経営者でもあるから会社の組織論を組み合わせた路線で「姿勢とからだの働き」の説明をすることにしました。

経営者であれば会社の組織論、建設業であれば建物の構造というように、患者さまの職業や趣味に合わせて、説明の仕方をアレンジしています。

患者さまは、自覚のできる主訴に意識が集中していますので、まずは痛みについてインタビューしながら、痛みの本当の意味を解き明かしていきます。

「左ひざはどこが痛いですか？」と聞くと、指で指し示して「ここがここが痛いです」と明確に痛みの部位を伝えてくれます。「腰はどのあたりが痛いですか？」というと、やはり手や指で明確に指し示します。

ザ・ヤマサキ・システムの中に「ペーシェント・エディケーション」という患者さまへの説明ソフトが組み込まれています。これを画面に映しながら痛みの仕組みを解説していきます。

「ひざのここが痛いと明確にお示しされましたが、M・Iさんのどこがそう感じているのですか？」と質問すると、「えっ！　なんて質問するんだ」という顔をしています。

「M・Iさんの脳が、ひざのここが痛いと感じているんです」と、「デルマトーム（皮膚の感覚支配領域）」のアニメーションを使って説明を続けます。痛い箇所をクリックすると、その箇所と関連する体表の区域、そして担当の脊髄神経が点灯します。

M・Iさんは、右ひざの内側の関節面と、膝蓋骨の外側上部と、腰は両側の骨盤の上のあたりに痛みがあると指し示されました。この三か所は、すべて第四腰神経の担当領域であることが、デルマトームのアニメーションでわかります。

わかりやすいように、会社の組織にたとえて第四腰神経をＬ４部長と呼んで説明しました。

「Ｍ・Ｉさんの痛みの箇所は、すべてＬ４部長の担当エリアですよね。私の担当エリアに異常が起きています！　と報告・連絡・相談網（神経ネットワーク）を通じて、Ｌ４部長が社長である脳にエマージェンシーサインを出しているのです」

その後「筋肉の担当領域」を使って、Ｌ４部長の担当する筋肉を見てもらいます。「Ｌ４部長は、この筋肉を担当しています。ですから、この担当エリアにエラーがあれば、筋肉を動かしたときの痛みもわかります。この場合、タイヤを交換する際しゃがんだり、立ったりするときに働く筋肉ですから、そのときに痛みが起きるのではないでしょうか」

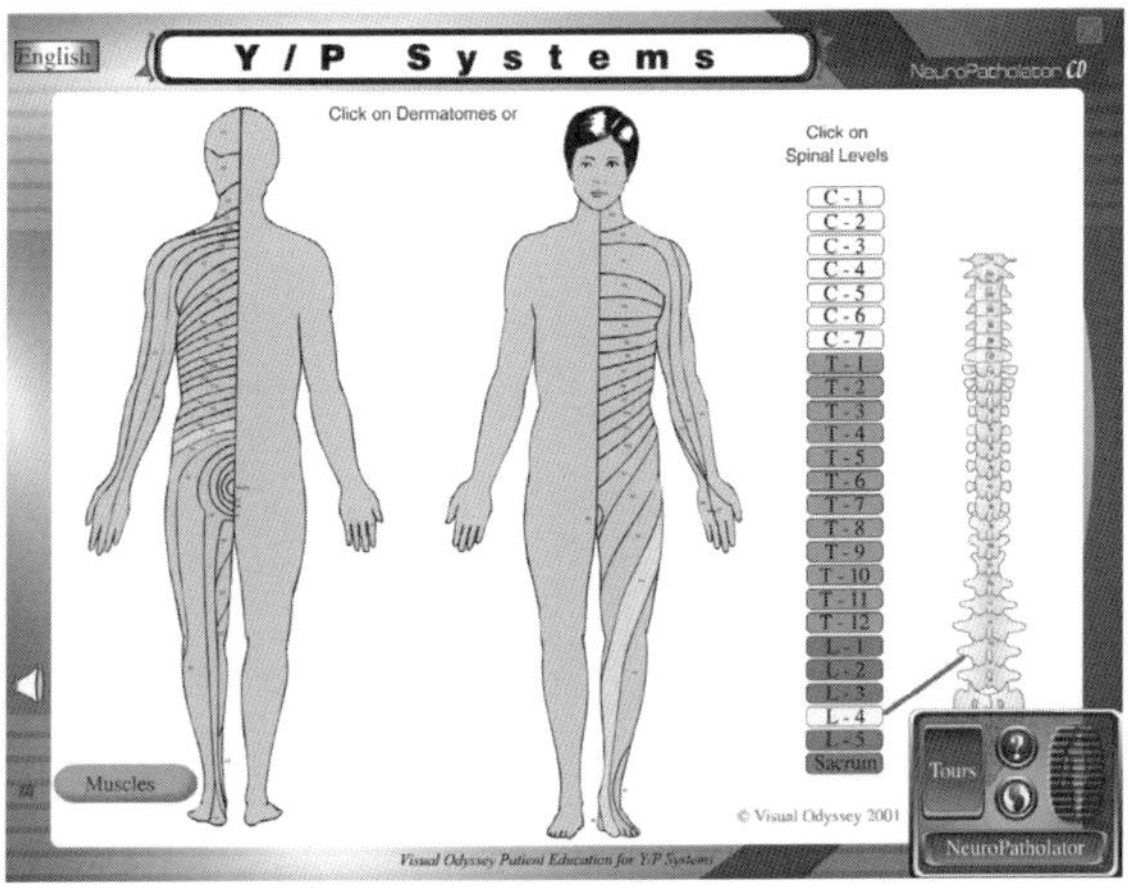

デルマトーム L4

Ｍ・Ｉさんは、経験していることだから納得して聞いています。

「ここまでは、知覚神経が走行しているので自覚できるのですが、脊髄神経には、もう一つ大事な働きがあります」

今度は自律神経の担当エリアのアニメーションを見てもらいます。

「生命を維持するために大切な器官、臓器と言われていますが、私は器械と言って説明しています。Ｌ４部長の担当エリアは、膀胱や大腸、前立腺、足の血液循環です。腰や膝が痛いと同じくらい、これらの器械の働きも低下しているとも言えるのです。しかし皮膚や筋肉と異なり知覚神経が並走していないので、相当悪くなるまでは自覚できません」

ここで問診票に戻りますが、Ｍ・Ｉさんは「下

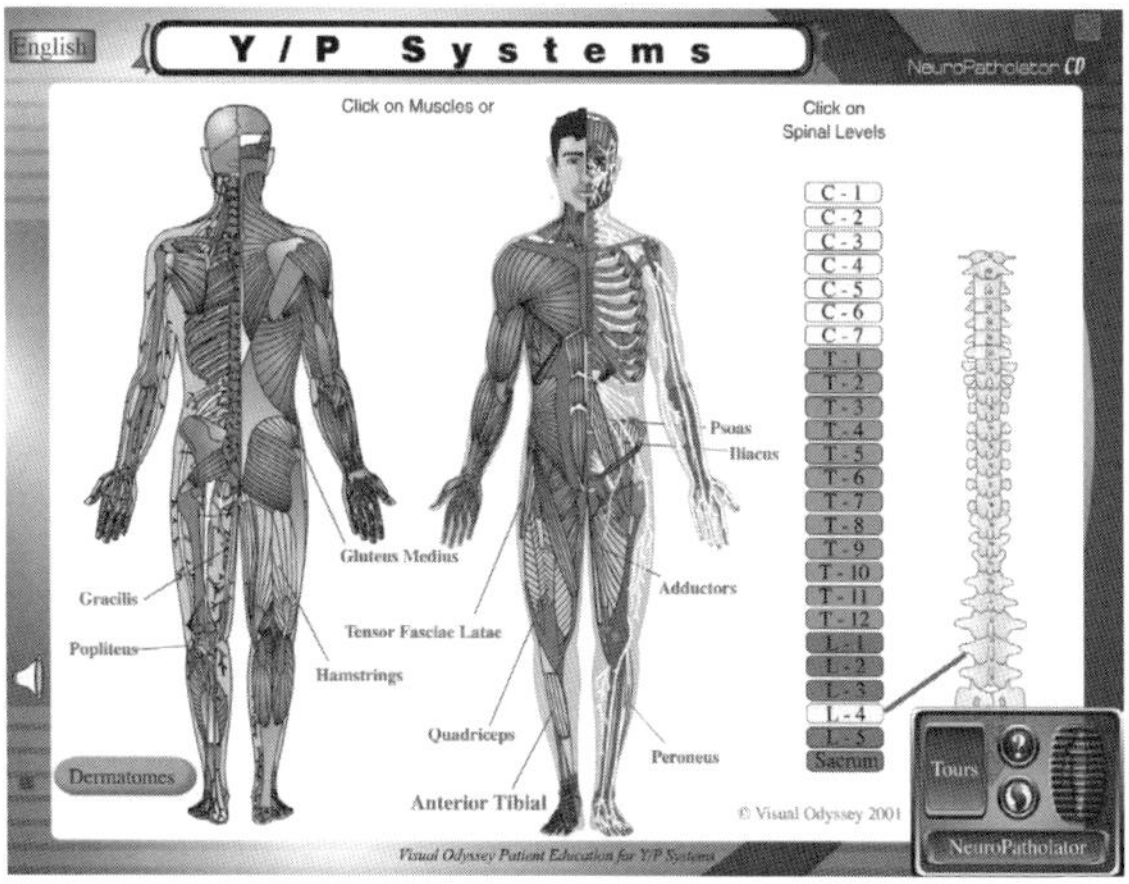

筋肉の担当領域 L4

痢気味」の項目にチェックをしていて、ペインクリニックの問診票には「下痢をよくする」の項目に◎を付けていました。「腰痛、ひざが痛い」も◎です。これはすべてL4部長の担当エリアであることを説明しようとしたら、M・Iさんが、問診票に記入されていないことをコメントしました。

「ああ、そういえば、5年前に前立腺炎にもなりました」

M・Iさんは、すべて関連づいていて、原因は解決していなかったんだと気づき始めました。ここまで理解が進むと、ひざの痛みが半年も治まらない理由が注射ではないことにも自然に気づきます。そしてブレイクスルーが起きて、痛みという現象より

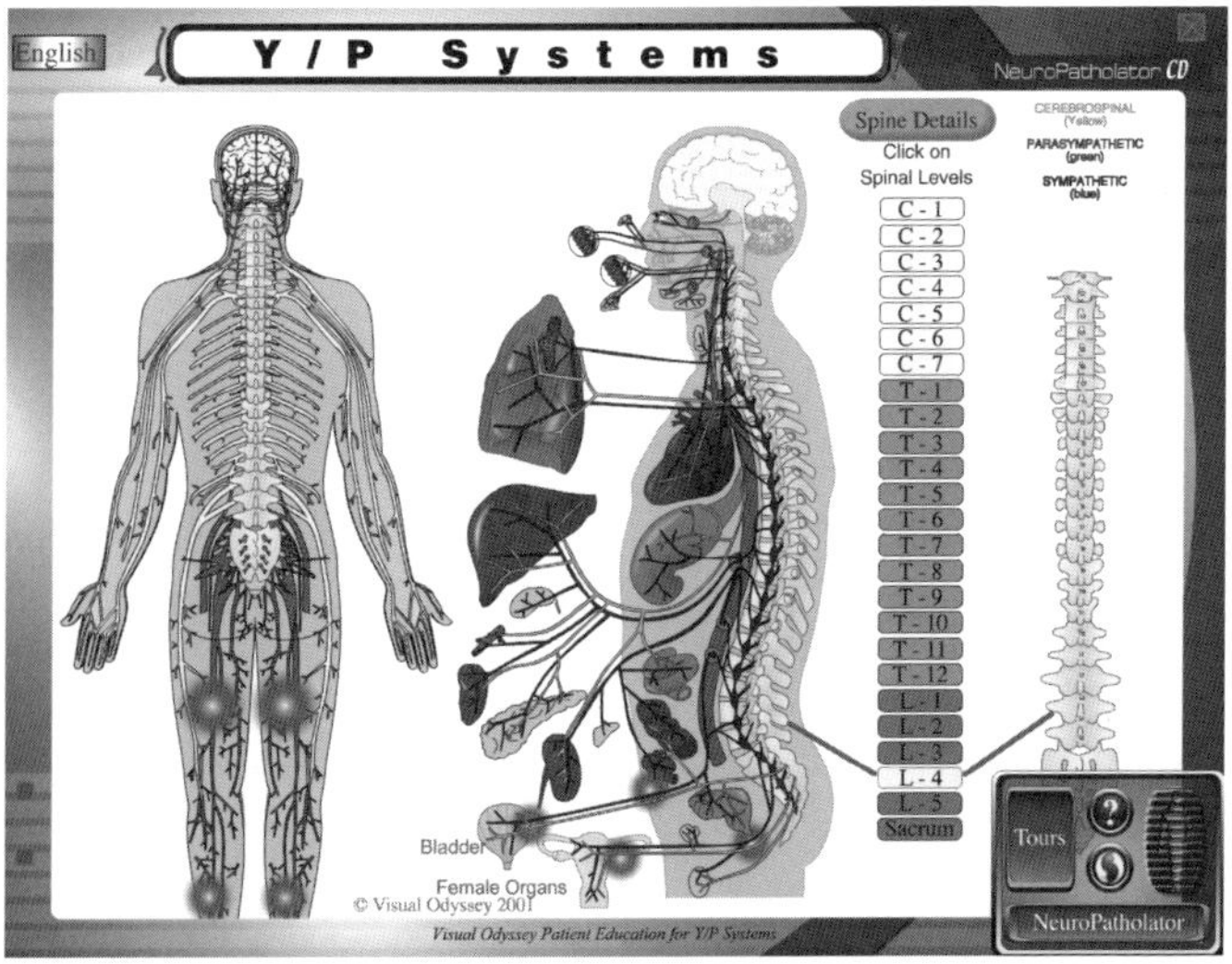

自律神経の担当領域L4

も、痛みを起こしている原因に視点が移ります。

痛みの本当の意味は、きちんと理解しておく必要があるので、さらに説明を進めていきます。

「ひざの痛みが半年も治まらない、腰の痛みも1年に1回くらいは繰り返す、下痢をよくする、5年前に前立腺炎にもなった、これらのことはすべてL４部長さんの担当エリアでしたよね。だけどL４部長さんが職務を怠っているのでしょうか。実はそうとも言えません。むしろL４部長さんは会社全体を必死に支えようとして奮闘している縁の下の力持ちでもあるのです」と説明します。

「姿勢の歪みによる補正作用の進み方」のアニメーションを見ながら、「たいていは、頭の位置や首の歪みが原因でからだの構造が歪み、その重圧が比重によって下部の腰椎にかかり、圧力によって椎間板などに変性が起きて、報告・連絡・相談網である神経ネットワークに負担がかかって、部長からの報告が正確に社長に届かず、正確な情報が来ないために社長の的確な判断ができなくなり、指示命令が届きにくくなります。

M・Iさんの場合は、L４部長に構造的な負担がかかり、大腸や前立腺、からだを支える機能に低下が起き、このままでは会社全体に影響すると判断して社長が強い痛みをつくり、会社全体を休ませ、全体のシステム整備を発令したとも言えるのです」というような具合に。

「ただ痛みのサインだけを消して、まだシステムの整備が済んでいないのにその部署や会社を働かせたら、またトラブルが起きるのは目に見えていますよね。痛みはからだを守るために脳が引き起こしているとも言えるのです。

ですから今日の施術の目的は、頭蓋骨と背骨のなかを走行する脳、脊髄の働きを最適化するために、姿勢とからだの働きを検査して、異常があればザ・ヤマサキ・システムの施術によって整えます」ということで、正しい姿勢（前章を参照）を説明し、施術前の検査を行いました。

おおざっぱになりましたが、これが初診の流れという感じでしょうか。

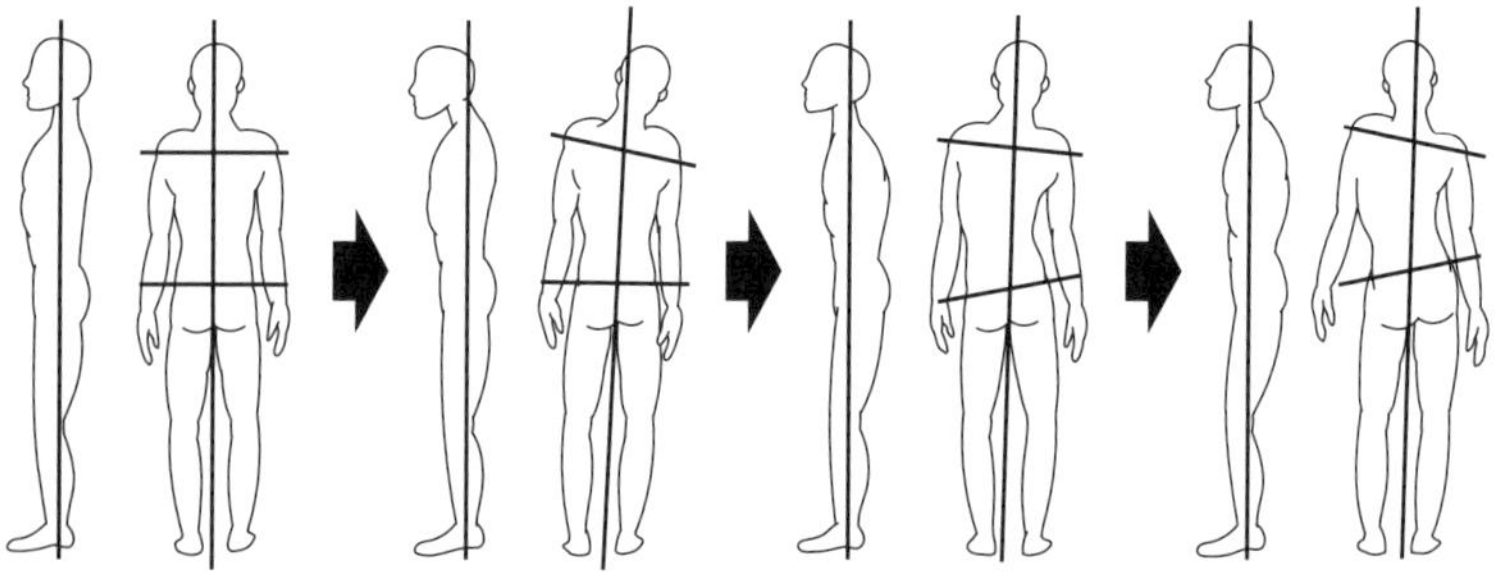

姿勢の歪みによる補正作用の進み方（左→右）

施術前、施術後の検査

問診と新患説明が終わったら、施術前の検査を実施します。まず、遠用裸眼視力と近用裸眼視力をそれぞれ右目、左目、両目の3項目ずつ、合計6項目、視力計で検査します。その後、背中のダーモサーモグラフ、鏡テストで「姿勢」のチェック、マサテストという理学検査で「からだの働き」をチェックし、すべてカルテに記入しながら解説します。

そして詳細に検査のデータを分析して、この日の施術方針を決めます。

ご本人の主訴に合うものもあれば、まったく症状としては出ていない関節の可動域が悪いなど、テストやチェックでわかることもあります。

よくあることですが、症状と機能低下は必ずしも一致しません。ですから患者さまの訴えはあくまでも参考に、施術する目的は、あくまでも機能低下を正常に戻すこと（生命維持システムを最適化すること）にあります。

例えば、M・Iさんの場合は、うつ伏せ位の右斜角筋の張り、仰向け位での右腕、右足の姿勢保持力がないことに私は着眼しました。左足も姿勢保持力がないことをみると、脊髄神経、腰神経にも問題がありそうですが、優先的にアジャスト（調整）すべきは脳でした。

アジャストする方針が決まったので、施術を行う前にＭ・Ｉさんに施術方針を説明します。「いま右腕と右足を上げるのが大変で、保持できませんでしたね。このように右半身が効かないのは、どういう病気のときに起きますか？」と質問します。答えられない人もいますがＭ・Ｉさんは「脳梗塞ですか」と即答しました。

「そうですね。脳梗塞や、脳出血など脳の機能疾患のときに起きますね。ですから、今日は脳の働きを調整します」とお伝えして、次に施術の仕方を説明します。

「私たちのからだもモノですから、物理現象の法則を応用して調整します。すべてのモノは固有振動係数で表現できます。ですから、私の指でモノを叩くと、そのモノの固有な振動が空気を振動させ、私たちの鼓膜を響かせ、その情報を脳が音として認知します。これはガラスとか、これは硬い木だということが、いままでの経験からわかりますよね」実際に指でコンコン、コツコツと壁やガラスを叩いて、音の違い、固有振動係数の違いを聞き分けます。

次にザ・ヤマサキ・システムの説明をします。

「この医療機器・リアクターはトンと叩くことによって瞬時に固有振動係数を測定できま

す」と言って、M・Iさんの右手橈骨のあたりをリアクターでトンと叩き固有振動数の計測をします。

「M・Iさんの右手橈骨の固有振動数は7・5Hzでした。7・5Hzの振動数で、生体共鳴が起きるまで叩き続けます。叩きながら、振動係数を測定していきます、それが10回連続して共鳴すると自動停止するように設定されています」

ザ・ヤマサキ・システムでの施術

「M・Iさんは、右手右足に脳からの指令が届いていないので、今回は右手右足に調整を加え、脳との連絡を取れるようにアプローチすることにします」と説明して、施術を開始します。右手3か所、右足3か所のみ調整します。

「右手橈骨の最初の測定値7・5Hzの振動数で共鳴が起きたら、再度振動数の計測をしていきます。これを繰り返していくと、地球のシューマン波7・8Hz以上の振動数になります。あっ、いまなりました」というように、6か所すべての部位が7・8Hz以上になるまで調整します。

調整が終わったら、施術後の検査を行い体の反応を確認します。

M・Iさんは、この施術だけで、右手右足の筋肉を働かせる脳からの指令が届くようになり、保持する力も回復しました。左足はまだ少し弱いものの、保持力は出てきました。また、右肩の可動性も回復し、顔の左右差シンメトリーも回復しました。

うつ伏せ位のマサテストもすべて施術前に比べ、施術後は機能回復していました。

鏡テストの重心ラインも地軸と重なり、顔や肩も水平になりました。「動いてみてください。いまどんな感じですか？」とお聞きすると「からだが軽いです。腰はまだちょっと痛いですが、左ひざの痛みはまったくなくなりました」とのこと。実感が持てたところで、施術結果の意味することを説明します。

「いま体が軽くなったのは、急に体重が落ちたわけではありません。からだを支える力、働きが回復したのです。これは神経ネットワークの正常な働きで、身体全体を保持する力でもあります。この力は自分の意思ではコントロールできません。同じ働きで、呼吸、循環、消化、吸収、解毒、排泄、代謝、からだを修復する働きも行っています。今日はちょっと疲れたから心臓をちょっと休ませようと思っても無理ですよね。同じように姿勢を保持することも自分の意思ではできないのです。今日は、その働きが回復したので、これで今夜から睡眠時にからだの修復機能が働き、徐々に回復していきます」と説明します。

「ですから、治すのはご本人の生命力なのです。私の仕事は、その生命力を働くように最適化する事、それしかできません。Ｍ・Ｉさんは、その生命力が低下していますので、次回は早めに、遅くとも一週間以内に来てください。施術後の状態をどれくらい保持できているか確認させていただきます」とお伝えしました。

施術後のダーモサーモグラフは、施術前に比べ頭部の温度が高くなり、パターンが変化していました。また、視力は施術前、遠用右視力が左に比べ8ポイント

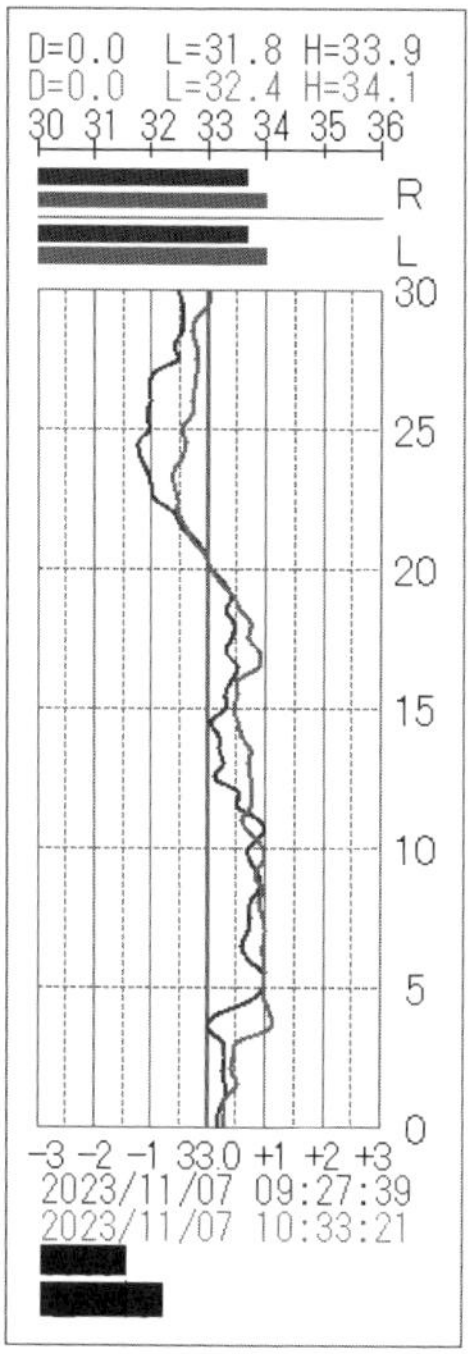

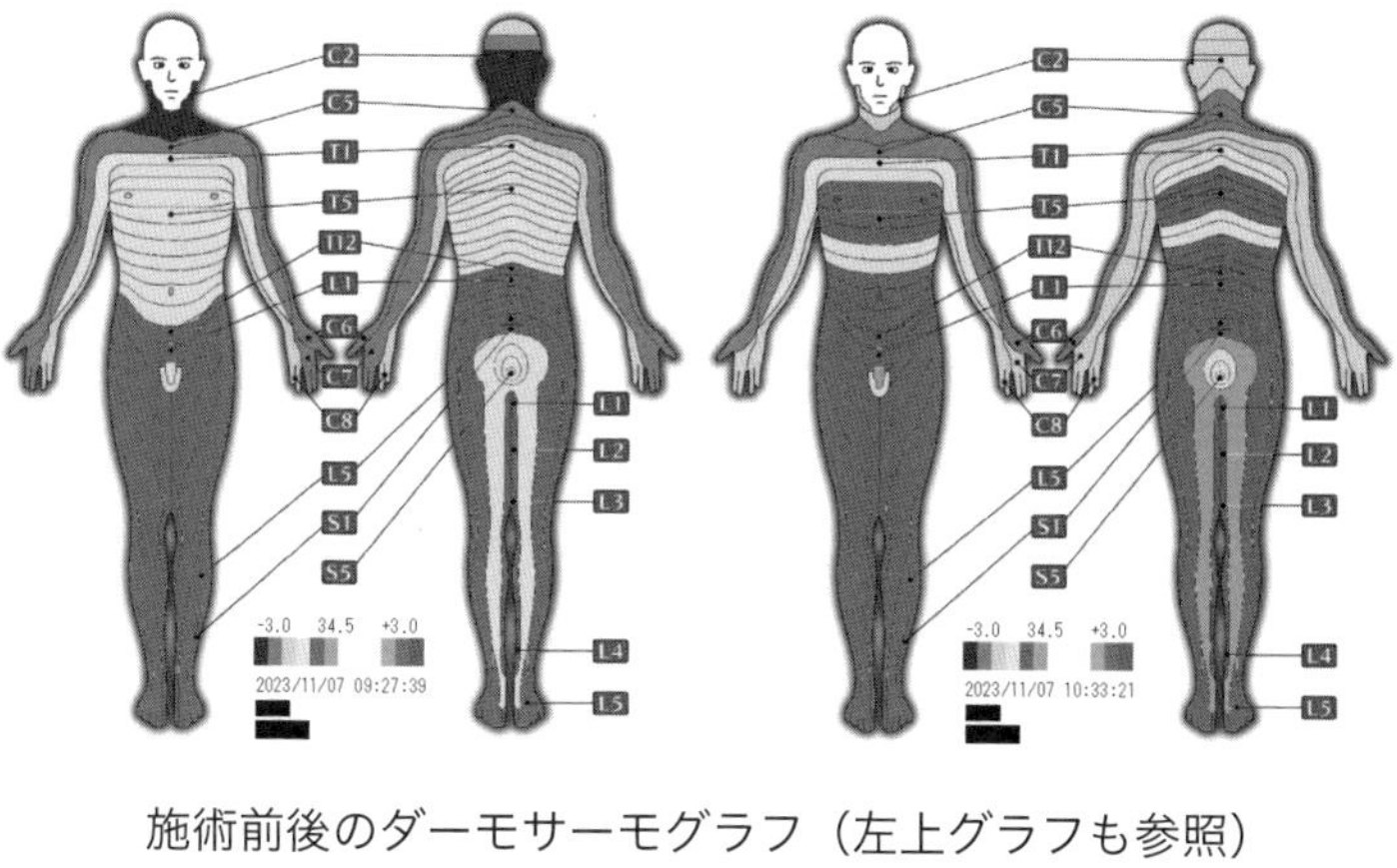

施術前後のダーモサーモグラフ（左上グラフも参照）

低かったのが4ポイント上がり、左目が1ポイント下がったので、左右の差が3ポイントまで縮まりました。施術前の判断で直接目に関わる眼窩骨の調整はしなかったにも関わらず、不同視と言われている状態がよくなったとも言えます。

ざっと一例だけレポートしましたが、各々の状況により、個別、具体的に新患説明も施術計画もご提案する内容も違います。

最初から「姿勢とからだの働き」を整えるザ・ヤマサキ・システム、「生活習慣と環境」を整えるバイオレゾナンスをオススメすることもあるし、健康維持、向上を目的にしているクライアントさんからオーダーを入れてくることもあります。

目的は、一人ひとりが個別的、具体的に真に健康で充

名　前：	[redacted]	年齢：	[redacted]	性別：	男

	日付		遠用裸眼視力			近用裸眼視力		
			右目	左目	両目	右目	左目	両目
1	23.11.7	PRE	0.2	1.0	1.0	0.4	0.8	0.9
		POST	0.6	0.9	1.0	0.3	0.8	0.9
2	23.11.15	PRE	0.3	1.2	1.2	0.5	0.7	0.9
		POST	0.7	1.0	1.0	0.2	0.6	0.9
3	23.11.29	PRE	0.2	1.0	1.0	0.4	0.5	0.7
		POST	0.4	0.9	1.0	0.5	0.6	0.8
		PRE						
		POST						

施術前・後の視力の変化

実した人生を過ごすため、それを実現するための「ヒューマン・アップグレード・システム」です。スーツのテーラーメイド、ドレスのオートクチュールのような完全オーダーメイドなのです。

第4章

病気という名の落とし穴

生誕、そして少年時代

ここでは私の生い立ちと、治療家になるまでの経緯をみなさんに知っていただきたいと思い設けた章になります。

前述したように、私は大学で印度哲学・仏教学を専攻し、ありがたい縁あって森章司博士の薫陶を受けました。私の苦悩の青春時代に生まれた「人はなぜ生きるのか」という問いの答えを求めて、吸い込まれるように迷い込んだ仏教哲学の世界で、真摯に教え導いてくれた恩師であります。

さて、青年期の私の苦悩というのは、まさに現在、私が治療するクライアントと同様、行き場のない身体の不調、病がその原因だったのです。

私は1967年に、建具屋の木工職人の長男として誕生しました。祖父が創業した大政建設を兄弟たちで経営し、父は木工部を担当していました。

その当時は、高度経済成長期の真っただ中、たくさんの職人さんを雇い、朝から晩まで働きづくめで実家が仕事場でしたから、職人さんや業者さんなど人の出入りも多く、家というよりも建具屋の片隅で育ったという感じでした。

職人気質でくそ真面目の父でしたから、子どもの私からすると結構厳しい父親でした。小学校の頃から、夏休みなどに家族旅行をした記憶などはほとんどなく、覚えているのは父とトラックに乗って建前や建設現場について行ったことばかりです。

建具は建設現場では、完成間近の最後の方の仕事です。人が作るものですし木も伸び縮みするので設計図通りにはいきません。ですから建具を取り付ける前に窓枠が完成すると寸法を測りに行って設計図に詳しく書き込んでいきます。それを「寸法取り」と言うのですが、その寸法取りに行く父に私もよく同行しました。

鉛筆を耳の上に挟んで寸法を測ると設計図に書き込んでいきます。その寸法に合わせて建具をこしらえていくのですが、それでも現場に行くとぴったりとは納まりません。ノミやカンナで削り、数ミリ単位の調整をして建具を納めるのです。その作業の際に、建具を押さえる役割も徐々にさせてもらえるようになりました。

足持ち三年ではないですが、私が必死に押さえる建具に父がカンナを当ててシューと引くと、カンナ屑がしゅるるる〜と出てきて木のいい香りがしました。かつお節くらいの薄い木の屑です。カンナの歯を調整するのにゲンノウ（金槌）でカンナをたたいて調整します。切れ味が悪くなるとトギシ（研ぎ石）で、カンナの歯を研ぐのですが、これがまたコツがいるのです。刃先を指の腹で探りながら、刃を立てていくのです。そんな父の背中を見て育ち、父を誇らしく思い尊敬しあこがれていました。いずれ父の仕事を継ぎたいとも思っていました。

父もそのつもりだったのでしょう。中学校に入る頃には道具袋に職人が使う道具を入れて渡されました。自分の道具は自分で管理するのです。カンナの刃までは無理でしたが、切り出しや彫刻刀の刃くらいはトギシで研げるようになりました。そんな体験や、職人の道具を持たされていたからなのでしょう。図画工作や美術、技術の成績だけは抜群で作品もたくさん表彰されました。

しかし結局、私は長男でありながら父の仕事は継がず、治療の道を歩むことになりました。父は建具の建付けを調整していましたが、私はみなさんの身体の建付けを調整することになりました。商売違いにはなってしまいましたが、父から受けた職人の流儀は、いまの仕事に存分に活かされていると思っています。

突然訪れた原因不明の病

中学校を卒業して高等学校に進学する頃から、私は原因不明の体調不良に悩まされました。朝起きるのが本当につらくて、何とか学校は休まず通いましたが、普通のことを普通にやるのがとてもしんどい毎日でした。炎天下でスポーツをすると気持ちが悪くなって吐いたり、少し無理をすると熱を出し、頭痛にも悩まされました。そのたびに近くの病院に行っては医者から処方してもらった薬を飲んでやり過ごしました。

しかし体調不良そのものは良くなることなく徐々に悪化していきました。虫歯もひどくて歯科医院で治してもらってもすぐに再発して、しまいには十代の後半に2本もの歯を失いました。

口の中には口内炎、鼻はいつもつまっていて、顔面はニキビや吹き出ものでひどく赤く腫れてしまい、どんな薬を使っても良くなることはありませんでした。こんな状況ですから人に会うのも嫌になり精神状態もかなり不安定になっていきました。

高等学校は普通科に進みました。父の仕事を継ぐため大学には工学部建築科に進学しようと考えていたからです。しかし高校を卒業する頃には、首や腰、背中の痛みで長く座っているのもしんどく学業に集中することもできず、成績表は赤点が主体のツートンカラーというありさまでした。

同級生が進学対策で自宅学習になっても、私は学校に居残って補習授業を受けていました。そしてなんとか卒業単位をもらったのです。

いま思えば、補講をしてくださった先生方にはとても感謝しています。やっと高校を卒業しても、こんな状態では仕事にも就けないので仕方なく予備校に通わせてもらいましたが、この頃にはとうとう朝起き上がることもできなくなり、せっかく予備校に入学させてもらったのに、まともに通うことさえできなくなりました。

両親もそんな自分の姿を心配して、それこそ千葉県中の病院という病院に私を連れて行きました。しかしどこの病院の検査でもとくに異常がないと言われるのです。また、鍼灸がいいと聞くと鍼灸院にも連れて行かれましたが症状は悪くなるばかり。朝は動けない、夜は寝られない、昼夜が逆転し、とうとう精神病院にも連れて行かれました。

この頃の私は何の疑問も考えもなく、医者のおっしゃる通りに、さまざまな検査を受け、処方された薬を飲んでいました。精神科で処方された薬も飲みました。いまでもリアルに覚えていますが、その薬を飲むと天井がぐるぐる回って身動きができなくなるのです。そして、だるさが増し一日中布団から出ることもできなくなりました。

もう一つ、つらかったのが両親との関係です。両親が心配しているのは重々承知しているのですが、自分の意思でどうにかできることではなかったのです。

朝は起きたくないわけでも、昼間から寝ていたいわけではなかったのですが、起きられないし、起きていられないのです。夜起きていたいわけでもないのに寝られなかったのです。受験勉強を怠けようと思ってやらなかったわけでもなく、机に座っていられなかったのです。

職人気質の父は、見た目に血が出ているわけでもない、病院に行っても何の異常もなく病名さえ付かないのに昼間から寝ている息子を叩き起こそうとしたし、勉強しないのだったら仕事を手伝えと怒鳴られました。

父の気持ちもわかりましたし、自分の不甲斐なさに押しつぶされそうでした。しかし、自分の意思ではどうすることもできませんでした。建具屋の片隅で暮らしていたわけですから、昼は職人さんや業者さんなど人の出入りも多い中で起きられないで寝ているのです。自分の居場所さえわからなくなって、どうすれば楽に死ねるのだろうとまで考えるようになりました。その頃の日記には「小さな円の中でかかとを上げて立っているだけ、前にも後ろにも右にも左にも行けない。一歩踏み出せばどこにだって行けるのに」と記されています。

もがいてはいたのです。必死でした。しかし私の人生の設計図は、めちゃくちゃになりました。結局二浪もさせていただくことになるのですが、この頃が私の人生でいまのところもっともつらく過酷で、苦悩に満ちた暗黒の青春時代でした。

しかし、このつらい経験が以後の人生を決定づけることにもなったのです。

そして、この難局からなんとか抜け出すことのできた背景にあったのは、両親の心、とくに母親が私のことを最後まで見捨てず、信じていてくれたからだと思います。

病、その呪縛からの解放

両親も息子の苦悩する姿を見かねて、いろいろと親戚筋にも相談していたようです。「そんなにつらいのなら一度、所沢の先生に診てもらうといい」と言われ、藁にもすがる思いで親戚の人と母親に連れられて電車を乗り継ぎ、埼玉県西所沢にある「愛泉道院因泥接骨院」を訪れました。そこで因泥哲彦先生の治療を受けることになったのです。

お香の焚かれた道場のような雰囲気の中、私のからだを検査し触れて因泥先生は「これではつらかったでしょう」とおっしゃいました。

私はその一言で涙があふれ、す〜っと血が流れ始めたのを感じ、この一言に救われたのです。

ここに来るまで数えきれないほどの病院や医療機関に行きましたが、私の苦悩をわかってくれた先生は一人もいなかったし、どこにも異常がないと言われてきたのです。

因泥先生は、うつ伏せ、仰向けで検査を続け、一言も伝えていない私の症状を次々と言い当てました。仰向けで後頭部に触れて「これでは睡眠の質が悪いから、朝起きがつらいね。あ〜二度寝もしてるね」という感じに、まるで私の生活を垣間見られているようでした。そして身体の調整をしていただきました。まるで羽が生えたような、雲の上でも歩いているかのように一瞬で全身が軽くなりました。驚き、そして安堵しました。

施術が終わり、からだの代謝を上げるため手足の温浴に浸かると、数分で汗びっしょりになりました。

帰りは、自らの足でようやく一歩踏み出せた感じがしたのをいまでも鮮明に覚えています。帰りの電車の中では、眠くて眠くて仕方なく、その晩は本当に久しぶりに熟睡できました。

翌朝も久しぶりに気持ちよく目覚めましたが、昼ぐらいから今までと違う眠気やだるさがありました。因泥先生からも身体の調整後にだるさが来るかもしれないと言われていたので不安はなく、いままでと違って寝疲れることはなくなりました。いくら寝ても、いままでみたいに腰や背中が痛くなったり、頭が重くなることもありませんでした。久しく気づかなかった、心地の良い鳥の鳴き声や、アジサイの花のきれいな青色が鮮明に感じられたのも覚えています。世界が戻ってきた感じがしました。

そして私は因泥先生に言われたように半年間、身体の調整を受けに西所沢に通いました。片道3時間の道のりでしたが、決して遠いとは感じませんでした。通院するたびに回復に向かうのを感じましたし、今まで行った医療機関とは違い、自分の意志で通って回復したいと心から思えました。

因泥先生が最初におっしゃった通り、半年後にはほとんど症状もなくなり、普通の生活が送れるようになっていました。

行き返りの電車の中で、初診のときに頂いた『病気という名の落とし穴』という小冊子を読んで、どうして自分がこんな状態になってしまったのかも徐々にわかるようになったのでした。

落とし穴に落ちた原因

私の体調不良の原因は、二度にわたる大ケガでした。一度目は小学校4年生の頃、2階の階段から真っ逆さまに転落して右手首を切る大ケガをし、二度目は中学校2年生の自転車での通学途中、出会い頭にバイクにはね飛ばされ、頭から舗装道路に転落した大ケガです。

この二度の大ケガのために体の構造が歪み、からだの働きが低下してしまったのです。いままでは「姿勢とからだの働き」と私は呼んでいますが、これは意思ではコントロールできない生命を維持するための働きです。心臓の鼓動を打ったり、呼吸をしたり、食べたものを消化、吸収したり、悪いものを体の外に出したり、壊れた身体を修復する働きです。

今日は忙しかったから心臓を少し休ませてあげようと思っても、そんなことできないですよね。じつは、姿勢を保つ働きも、同じ機能なのです。私は、二度にわたる大ケガで「姿勢とからだの働き」にエラーが生じていたのです。

だから姿勢を良くしようと思っても自分の意思ではできません。そして私が苦悩していたとき、何とか抜け出したいと必死にもがいても、どうすることもできなかったのは、自分の意思ではコントロールできない生命維持システムの問題だったからです。

長年治療の世界にいるいまだからわかることですが、二度の大ケガによって「姿勢」に歪みが生じて、いくら寝ても自然治癒が起きなかったのには、もう一つ理由があります。それは生命維持システムが生命の危険を感じ取った瞬間、火事場の馬鹿力で生命を守るからです。腰の曲がったおばあちゃんが、火事場から嫁入り道具のタンスを担いで出てきたなんて話が火事場の馬鹿力です。

いまを生きる私たちの命は、まさに奇跡です。なぜなら、いまを生きる命はこの世に生命が芽生えてからこの方、一度も途絶えることなく受け継がれて来た灯だから。

その間、私たちのご先祖様たちは、幾度となく生命の危機を潜り抜けてきたはずです。まだ医療なんてものがなかった時代から、天敵に片腕をもぎ取られてもなお生き延びて命の灯をバトンタッチしたご先祖もいただろうし、崖から転落して大ケガを負っても生き延びて命を繋いだご先祖もいたことでしょう。

このような数知れない生命の危機に対応して生き延びた情報は、私たちの遺伝子の中に刻まれていますが、普段の生活では発動しないようにスイッチ・オフなっています。ライオンに打ち勝って生き延びた遺伝子が普段から働いていたらまともな社会生活は送れません。その状態が発動したままだと寿命が尽きるのはあっと言う間ということにもなりかねないからです。

しかし、このように普段は働かない遺伝子による身体の働きというのは、かなりたくさんあって、それは生命維持システムの中に隠されています。ということは、私たちが自分の意思で働かせることができる体の機能というものは、実はごくわずかということにもなります。そこにアプローチするのが、ザ・ヤマサキ・システムなのです。リアクターの共鳴振動で施術をすることによって「もう危険は去ったんだよ」と火事場の馬鹿力を解除することが、ザ・ヤマサキ・システムによっていままでは簡単にできるようになりました。

少々脱線しましたが、二度にわたる大ケガによって、私の生命維持システムは、生命の危機を感じ取り、火事場の馬鹿力を発動させ自分の命を守り続けていたのです。

因泥先生の「これではつらかったでしょう」という言葉が、火事場の馬鹿力の解除ボタンとなり、さらに因泥先生の施術「身体の調整」によって徐々に生命維持システムが最適化されて自然治癒力が働き、私のからだは回復に向かったのです。

とても大事なことなので、もう一つ伝えたいことがあります。それは向精神薬や睡眠薬では、生命維持システムの緊急事態宣言は解除できないということも、自身の経験からわかったことです。睡眠薬によって寝ることはできるけれども、生命維持システムの真の回復は望めないのです。

薬で真の回復は望めない

最初の大ケガは小学校4年生の出来事でした。2階から転落したのは深夜でした。その夜は高熱を出していつもの2階の寝室で家族と寝ていました。私が覚えているのは転落する前の夢だけなのです。夢の中の私は原始人で、高い木の上にいました。高い木の上から飛び降りて男子の勇敢さを試す列に並んでいました。同じクラスの同級生で好きな女の子の視線を感じていました。私の番になって足に巻いた草で編んだ安全ロープを確認して軽くジャンプしました。

私は高熱で夢遊病のように歩いて階段に向かい、夢の中と同じタイミングでジャンプして階段の一番上から真っ逆さまに転落したのです。14段の階段の下にはお風呂場があって、厚手の曇りガラスに頭から突っ込んだのでした。

たぶん右手で無意識に頭を守ったのでしょう。右腕でガラスを突き破り、そのために右手首の外側がガラスで切れて大量出血しました。ガラスの割れる音で両親が飛び起きて駆け付けたときには、吹き出して風呂場の床にたまった血を私はバシャバシャと叩いていたそうです。

覚えているのは、その血はとても生温くて、どろどろしていたことです。いま思うと、その瞬間に生命維持システムが生命の危機を感じ取り、血管を攣縮させ、血小板をつくり血液をドロドロにして出血を最小限に留めようとしたのでしょう。

次の記憶は救急車の中です。サイレンの赤い光が反射してサイレンの音がこだまする中、母親が目を閉じて祈っているようでした。父親が建具屋のピックアップトラックで追いかけてきているのもなぜかわかりました。深夜でしたし、今日のように救急医療体制が整っていない時代でしたから、受け入れ先が見つからなかったようで、かなり遠くの田舎の古びた病院に運ばれたのも覚えています。手が切れているのはわかっていたけれど、痛みは感じなかったのも覚えています。

タンカーで病院に運び込まれ、年取った仮面ライダーの博士のような先生が切れた手を縫ってくれました。手首を縫うプチプチっと針を通す音と感覚も鮮明に覚えています。あと少し傷口が広かったら太い動脈が切れて右手首を切断しなければならなかったと言われたのも覚えています。生命維持システムが緊急事態を発動して、あらゆる機能を使い、命を繋ごうとしたのだと思います。

だからこそ、このあとが大変でした。父親のピックアップトラックに乗せてもらって家に帰っても、寝られなくなっていたのです。小学校4年生で不眠症です。ちょっとうとうととしても、すごく怖い夢をみて、あまりの怖さに大声で泣き叫び、飛び起きてしまうようになったのです。その夢もはっきりと覚えています。手は縫ってもらいましたが、命を守る生命維持システムの緊急事態宣言が解除されなかったということでしょう。

右手首のケガが回復した後も、このやっかいな不眠症は治らず、私はかなり長いこと小学校を休みました。このときも鍼灸院やら病院やら行きましたが、そのうちに自然に回復したようになって、学校にも復帰しました。ですがたぶん、生命維持システムの緊急事態宣言が完全に解除されたわけではなかったのではないかと思います。生命にとっては、それくらい大きなインパクトだったのではないでしょうか。その証拠に、というわけでもないでしょうが、その後度々腹痛を起こし、小学校の卒業式の日、私は虫垂炎の手術も受けています。

そのような状態で、中学校2年生での交通事故によりさらに拍車がかかったと言えます。道路に頭から転落した瞬間、火事場の馬鹿力は頭が割れるのを全力で止め、首や背骨が折れるのを守ろうと強力にロックしたのでしょう。それが長く続き、とうとう高校卒業の頃には、生命維持システムに限界がきたのだと思います。

睡眠薬や向精神薬は散々飲みました。けれども生命維持システムのエラーを正すことはできなかったわけです。ですから薬で真の回復は望めないのだと思います。

大学に進む

ひどい体調不良で苦悩の中にいた暗黒の青年期、座っていることさえできなくなり受験勉強も手につかない、どうすることもできない中でも、なんとかこの闇から脱出する方法がないものかと必死にもがいてはいたのです。私は、その答えが本のどこかにあるのではないかと考えるようになり、夢中で本を読み漁りました。

本に接するようになったのは、二度目の大ケガ、中学校2年生の交通事故の後からです。搬送先の病院で嘔吐したことから、脳のダメージが疑われて脳波の検査を受けました。

その頃の脳波の検査は、まどろみというのでしょうか、うとうとした状態で検査をしなくてはならず、前夜は一睡もしないで検査を受けに行かなければなりませんでした。最初の検査の前夜は、同級生が付き合ってくれて助かりました。母屋から離れたプレハブに彼の部屋はあったので、プラモデルをつくったりして朝まで一緒に過ごてくれたように記憶しています。最初の検査で正常値ではない脳波が検出されたため1回では済まず、半年くらいの間に少なくとも3回は検査を受けたと思います。さすがに毎回、同級生に付き合ってもらうわけにはいかず、一晩中、本を読んで過ごすようになりました。これがきっかけで本を読む習慣ができました。

最初は町の本屋さんで見つけた現代小説を読みました。小説本を何冊か読んだ後は、家にある本を手当たり次第に読みました。家に近代文学全集があったので、文学史に登場する小説を読み漁り、父親が取引先からもらってきたカーネギーの『人を動かす』も読みました。

高校に進学してからは、倫理の担当教諭の影響を受けて、哲学書を読むようになりました。哲学科出身の先生の影響で、『ソクラテスの弁明』やプラトンのイデア論についての本も読みました。体調が悪化して起きられなくなっても、布団の中で本を読み続けました。生きるためにその答えを本に求めていたのだと思います。いま思うと体調が最悪だった頃は、かなり重たい内容の本を手にしていました。ドストエフスキーやトルストイ、カミュ、カフカ、ニーチェ、ショーペンハウアーなど、よく読めたものだと思います。

その中でもニーチェの『この人を見よ』に衝撃を受けたのをよく覚えています。ニーチェが仏教に影響を受けたことを知り、仏教書も手に取るようになりました。けれども仏教書は大変難しくてよくわかりませんでした。

この頃から、大学に進学できるのであれば、仏教を学びたいと思うようになりました。中学時代、朝まで一緒に過ごしてくれた親友が先に仏教学科を専攻していて話を聞いていた影響もあります。お釈迦さま、釈尊のさとりを知りたいと思うようになりました。

愛泉道院の因泥哲彦先生のおかげで、二浪の後半にはだいぶ健康を取り戻していました。受験勉強の遅れは十分に取り戻せてはいませんでした。しかし幸いなことに「倫理」「現代文」「英語」を受験科目に選択できる大学を見つけました。しかも印度哲学科です。

生きるために哲学書や近代文学だけは読み漁っていたので、受験勉強として学んだわけではないのですが、この教科であれば得点できたのです。しかも倫理の入試問題はなんとショーペンハウアーとブッダでした。

東洋大学Ⅱ部文学部印度哲学科に進学でき、私はようやく暗い穴ぼこから抜け出して、自らの足で歩むことができたのです。大学近く、六畳一間のアパートに下宿して、昼は働きながら夜は大学に通う日々を送りました。二浪もさせていただき、父親の仕事を継ぐという人生計画とはまるで違う道を歩み始めたのです。両親にこれ以上迷惑をかけられないという思いもありましたが、昼働き夜大学で学ぶこと、この生きる実感に感謝しました。

この頃、愛泉道院の因泥哲彦先生のご自宅に呼んでいただき、一晩泊めていただきました。お酒を酌み交わしながら先生の生命哲学の話をうかがう機会に恵まれました。私がはじめて愛泉道院を訪ねたときのこともよく覚えていてくれて、「岩瀬が自らの命を絶つことを一番恐れていた。そうならなくてよかった。岩瀬が自らの道を選択して歩み始めてよかった」と言ってくれたことには本当に感謝しています。私は、因泥先生に命を救っていただいたのです。また、私のように苦悩している人たちがたくさんいることも知りました。

私は、大学で釈尊のさとりを学び、ゆるぎない人生の基盤をつくりたいと願っていました。そして、卒業したら因泥先生に弟子入りして、自らの命、救ってくれた医療を身につけ、ご恩返しするのと同時に、私と同じように苦悩している人たちのために命をささげると決めたのです。

大学で学び、治療の道へ

私は大学で生涯の師となる恩師から、生涯の友となる学友と共に印度哲学を学び、人生の基盤をつくることができました。昼は仕事場でたくさんのことを経験して、夜は大学で学び、終業後も遅くまで恩師や学友と膝を交えて語り合い、まるでいままでの人生を取り戻すかのように、毎日を2日分生きているかのように暮らしました。

在学中に跡取りのいないお寺の後継者として推薦していただいたり、大学の恩師からも斡旋していただいたことがあります。釈子として釈尊の教えを実践し、お寺の仕事として世に伝えたいとの思いも芽生えましたが、このように学べる身になったのも、因泥先生の治療のお陰です。やはり治療の道を通じてご恩返しをすべきとの思いは消えず、卒業と同時に愛泉道院因泥接骨院に塾生として入門させていただきました。

愛泉道院での9年半、因泥哲彦先生のお傍で、兄弟子や弟弟子たちと共に同じ釜の飯を食べ、数多くの臨床を経験させていただきました。その間、夜間の柔道整復師養成専門学校に通い、基礎医学を学び国家資格も取得しました。愛泉道院の分院の健笑岩瀬接骨院の院長の職務も経験させていただき、微力ながら後輩の育成にも関わりました。

実家の近くには、父が若い頃に購入していた土地がありました。木工所の事業を拡張するつもりだったのかもしれませんが、私が会社を継がなかったこともあり、その土地は何も使われずに空いていました。

接骨院の仕事で忙しくしていたある日、父からあの土地を使って接骨院を開業しないかとの提案がありました。愛泉道院のような治療をしているところは私の実家の近郊にはまだ一軒もありませんでした。

多くの人にこのような治療を、との思いもあり、私は父からの提案を受けて開業する決意をしました。そこで師匠のお許しを得て、さっそく準備に取りかかったのです。

愛真道場の由来

「イメージしたことは実現する」といいますが、愛真道場のイメージの種子が蒔かれたのは、平成8年9月のことです。愛真道場いわせ接骨院が落成した平成13年9月からちょうど5年ほど前です。

愛泉道院の塾生として毎日研修にいそしんでいたおり、学友の結婚式で東洋大学の恩師である河村孝照文学博士と同席となりました。

河村先生は、私が在学中にお寺の跡取りにと推薦くださったり、ご住職を務めるお寺に泊めていただいたりといろいろお世話になった恩師で、愛泉道院に治療に来てくださったこともありました。河村先生の退官後には、先生の大切な蔵書の引っ越しのお手伝いもさせていただきました。開業の予定はまだ数年先でしたが、私は学友の結婚式の席で河村先生に「愛泉道院のような研鑽道場」を備えた接骨院を開きたいと夢を語りました。

年が明けて平成9年正月、河村先生より一通のはがきが届きました。「貴兄の道場にかける額ができました。『自然体で生きる』のが君の道場の教えですので、真理を愛し、真理の流れの中に預かって生きる、というところから『愛真道場』と書きました。お受け取りいただければ幸甚です。先はお知らせ迄」と書かれていました。

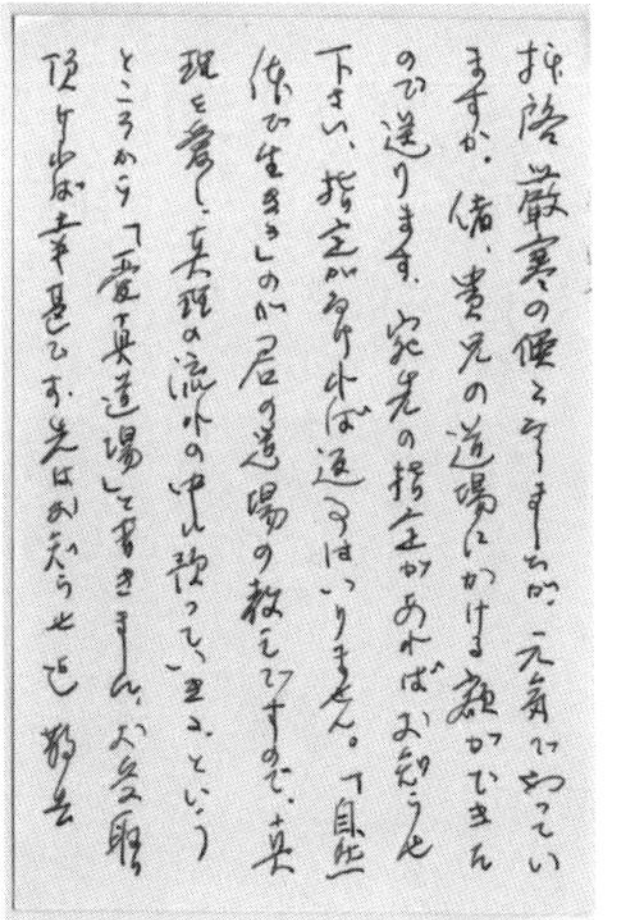
拝啓 厳寒の候となりましたが、元気でやっていますか。偖、貴兄の道場にかける額ができましたので送ります。宛先の指定があればお知らせ下さい、指定がなければ返事はいりません。「自然体で生きる」のが君の道場の教えですので、真理を愛し、真理の流れの中に預って生きるというところから「愛真道場」と書きました。お受取り頂ければ幸甚です。先はお知らせ迄 敬具

感動しました。退官なさって静岡県湖西市の妙泰寺のご住職でお忙しい先生を訪ね、愛真道場の額を拝受いたしました。

「いつ書けなくなるか、わからないから書いた。落成祝いに『寿』の掛け軸もできたから、気に入ったのを持っていきなさい」

まだ具体的な青写真もできていなかった「愛真道場」のための額は一間もある立派なものでした。この額にあわせて設計された「愛真道場いわせ接骨院」は、その4年半後に落成できたのでした。

おぼろげに想っていた研修道場は、この「愛真道場」の額ではっきりとイメージされ、4年半の熟成期間でいろいろな想いが同化して結実したのです。

「愛真道場いわせ接骨院」を開業して間もなく平成13年11月に河村孝照先生にお越しいただき、愛真道場のこけら落としに「健やかに生きる仏教の智慧」と題した記念講演を開くことができました。

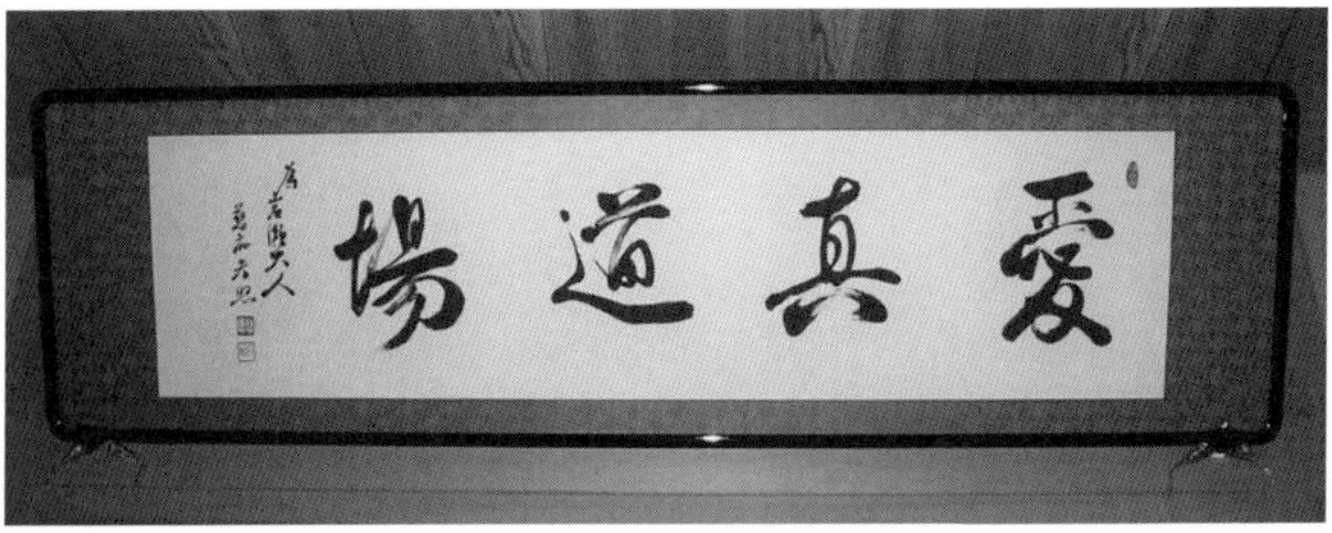

そして学び続ける（一生勉強）

これまでお話してきたように、体調不良でもがき苦しみ、たどり着いた仏教の書は、難しくてよくわからず、釈尊のさとりとは何なのかを知りたいというのが大学進学のテーマでした。

しかし実際には少し違います。もう二度とあんな苦しみは味わいたくない、暗くて狭い穴ぼこから抜け出せない苦しみ、人生いかに生きれば、そんな苦しみに陥らずに過ごせるのか、そんな思いもありました。

私が進学した東洋大学Ⅱ部文学部印度哲学科はそんな願いをかなえてくれる場でした。同じようなテーマを持った学友、当時の教授陣、先輩方、後輩、膝を突き合わせて語り、学び合いました。

そして、幸いにして一生涯の人生の師との千載一遇の出会いを得たのです。今年86歳を迎えられ、東洋大学名誉教授、文学博士の森章司先生です。

森先生は「人生いかに生きるべきか」という悩みから仏教学の道に入り、今日のこの日まで連綿と仏教聖典のご研究を継続され、独自の方法論から数々の驚くべき発表をされ続けています。森先生の最新の論文『釈尊六年苦行の意味を探る』（2023年12月31日）で、私の中でずっとモヤモヤとしていた釈尊のさとりについての霧が晴れた気がします。どういうことなのか、表現するのはかなり難しいのですが、なんとかお伝えしたいと思います。キーワードは、「ブッダの覚り」と「如来の悟り」です。釈尊のさとりには、この二つがあったというのです。

このような見解は、私が大学に在籍していた30年以上前の仏教学にはありませんでした。それどころか、森先生がこのテーマで一連の論文を発表されたつい最近まで、釈尊入滅から2500年の歴史の中でいままで気づかれてこなかったはじめての見解と言えるのではないかとも思われます。

歴史ある仏教学の定説的な理解をひっくり返すような見解ですから、なかなか仏教の専門家からは受け入れてもらえないと森先生からお聞きしましたが、私にとっては釈尊のさとりについてのモヤモヤとした霧が晴れたわけですから、とてもありがたい発表です。

森先生は仏教学者ですから、当然ですがこのような見解に至った論拠もしっかりとわかりやすく掲げられます。この論文を読んで、仏教学を学んだ人は誰でも私のようにモヤモヤとした感じを持っているのではないかと思いました。仏教学そのものが、モヤモヤのままにしていたのではないかとも思います。

ではなぜ、森先生はこのような見解に到達できたのでしょうか。論文の中で先生がほのめかされている通り、一つには「人生いかに生きるべきか」というテーマを持ち続けてこられたこと、もう一つは森先生独自の方法論だと思います。

方法論

仏教学は人文科学といって、仏教聖典資料を調査分析する文献学です。ところが仏教の真実はじかに言葉では表現できないという立場から、数多くの比喩《ひゆ》（たとえ）を用いて、できるだけ具体的に真実を伝えようとしたために、八万四千の法門と言われるほど多くの言葉で書かれた聖典を産み出してきました。ですから一人の仏教学者が現存するすべての仏教聖典を紐解くというのは、相当困難な事業だと想像できます。

学生時代の私は、森先生が採用されていたカードを用いる方法論を教授され、当時、先生の研究テーマの一つだった「異安心《いあんじん》」に関わる新潟県上越市のお寺に伝わる江戸時代後期の古文書の基礎的研究を卒業論文に選びました。卒業論文のテーマとしては、かなり膨大な１８０００ページを超える資料でしたが、カードに起こして調査を進めていくと、いろいろな問題点が浮かび上がってきて、基礎的研究の他にいくつかの小論文も自然に出来上がりました。卒業論文としては大掛かりな600ページを超える論文となり、東洋大学校友会より学生研究奨励賞を授与されました。

指導していただいた「方法論」に従ったことが評価されたのだと思います。

森先生はちょうどその頃、平成4年に「釈尊伝研究会」を発足しています。数名のチームを結成し「原始仏教聖典資料による釈尊伝の研究」をスタートして令和元年11月16日に完成報告会が開催され『釈尊および釈尊教団形成史年表』と『釈尊の生涯にそって配列した事績別原始仏教聖典総覧』を発表されました。28年間の長きにわたるチーム戦での研究の総決算書ともいうべきものでした。

研究対象は原始仏教聖典と呼ばれる漢訳・パーリあわせて1万数千に上る経蔵・律蔵に含まれる文献で釈尊の言行録とも言えるものです。そのすべては「如是我聞《によぜがもん》（私はこのように聞きました）」というような形で始まり、釈尊が「どこで」「誰に」「何をした」ということは詳細に記されていますが、「いつ」だけは「一時《あるとき》」と示されているだけで、具体的にそれがいつのことであるかがわかりません。

そのため釈尊のブッダとしての一生の中で、どんなことがあったかは知られているにも関わらず、これを時系列にそって編集することができなかったのです。それでも、かろうじてその成道場面と入滅場面はおのずから、その「時」が知られるから、今まで「釈尊伝」を標榜する経典も現代の研究者の著作も、その場面しか記されていなかったのです。

これではプロローグとエピローグをもって釈尊の伝記というに等しかったのですが、「釈尊伝研究会」によって仏教2500年の歴史の中で、釈尊のブッダとしての45年間の活動を編年史風に記述した釈尊の伝記がはじめて明らかになったのです。

この研究のアプローチは原始仏教聖典の「一時」が釈尊の何歳のことだったのかを推定することでした。しかし推定とはいえ、その方法論と手続きは学問的批判に堪えられるものでなければなりません。具体的な作業は聖典の記述の行間を読み解くことで、それには釈尊やその弟子たちが毎日の生活をどのように過ごし、年間の定例行事にはどのようなものがあり、布教の旅はどのようになされたかといった、伝記とは直接関係のないことを知ることが必要で、そのためには28年間のほぼ4分の3をこのような研究に費やしたと聞きます。

また、研究は私が学生時代に指導されたカードを用いた方法論ですが、それを当時普及し始めたばかりのコンピューターに置き換えたものでした。アナログとデジタルでは情報処理の量と質、スピードに雲泥の差があります。それでも数名のチーム戦で28年間の歳月を要しているのです。そう考えると仏教2500年の歴史の中でわからなかったことが、初めて解明されたとしても不思議ではありません。

この方法論自体が仏教的なものの見方であるとも言えると思います。仏教の智慧は「あるがまま」を「あるがまま」に知見することで働きが生じるということです。テクノロジーが進化して情報の量と質、検索の範囲やスピードが大幅に増すのであればそれを活用してアプローチの方法を改善する働きを起こすべきです。そうすることで釈尊入滅から2500年の歴史の中で気づかれてこなかった釈尊の言行録の真に迫るのではないでしょうか。モヤモヤとしていた霧が晴れた感じがするのはそういうことなのだと思います。

このような方法論は、「愛真道場いわせ接骨院」で採用しているザ・ヤマサキ・システムとパウル・シュミット式バイオレゾナンスにも言えることです。

最新のテクノロジーを活用してコンピューターを駆使することで、人の手のみによる検査・分析・施術とは比較にならないほどの正確さ、緻密さ、スピーディで「正しい検査」「正しい施術」「正しい結果」の科学的再現性が可能になりました。これもある意味で仏教のものの見方、智慧に通ずるものであると思います。

釈尊と仏弟子たちの日常生活

本の執筆の構想を練っている段階では、「ブッダのさとり」を私なりにお伝えして、それがどのように治療を組み立てる際のベースになっているかを表現してみようと思っていましたが、どうして今回、森先生の学者としての方法論にまで踏み込んだのかというと、それは森先生の釈尊伝のご研究の成果がその都度、治療家としての私の目を開いてくれたからです。それは、みなさんのお身体を診察させていただくベースにもなっていて、治療の道を歩み、それを次世代に継承するためのヒントにもなると思いますので、もう少しお伝えします。

「釈尊伝研究会」の完成報告会が令和元年11月16日に開催されてから、もう4年の月日が経過しました。完成報告会のあともこの研究をベースに森先生は新たな研究に取り組み、研究がスタートしてから32年が経過するまでにその都度論文を発表してきました。私は大学を卒業して仏教学からはいったん離れたものの、治療家としての道を歩みながら、森先生から送っていただく最新の論文を参考にして、日々治療を実践し、仏教の智慧と照らし合わせてきました。

そして幸いなことに、年に一度、印度哲学科の同窓の二人の先輩と共に森先生との旅行に同行し、夜はお酒を酌み交わし、直に先生より釈尊伝の研究内容をうかがうことができました。私はこの経験を通して、生きた釈尊と共に過ごした比丘《びく》（仏弟子）たちが、次々とブッダのさとりを得て阿羅漢《あらかん》になったことを思わずにはいられませんでした。

阿羅漢というのは、仏と同義でさとった者の意です。釈尊は師匠の教えを受けずにさとりを開かれたので仏陀とよばれ、比丘たちは釈尊の教えを受けてさとりを開いたので阿羅漢と称されます。

私には、森先生が生きた釈尊と共に過ごし、ブッダの覚りをさとり、阿羅漢果《あらかんか》を得た仏弟子の一人のように思えるのです。釈尊教団の一員として釈尊と共に起床し楊枝で歯を磨かれ洗顔されてから身支度をされたというように、釈尊と仏弟子たちの日常生活や釈尊の生涯をつまびらかに、現代の言葉で伝えてくださるのです。

釈尊伝の研究の方法論は「聖典の記述の行間を読み解くことで、それには釈尊やその弟子たちが毎日の生活をどのように過ごし、年間の定例行事にはどのようなものがあり、布教の旅はどのようになされたかといった、伝記とは直接関係のないことを知ることが必要」というものでした。

ブッダの覚りは「あるがまま」を「あるがまま」に知見することで、働きが生じる、ということです。「働きが生じる」とは、「いかに生きるべきか」ということ、苦しみから解き放たれるためのノウハウというわけです。ということは、釈尊がどのように日常生活を過ごされ、どのような活動をされていたのか、活動された地域はどのような気候で、どんな世の中だったのか、旅は1日どれくらい歩かれ、どんな場所に寝泊まりされたのかなどなど釈尊の生涯を知ることが、釈尊の言行録と同じくらい重要だということになります。しかしながら、このようなテーマを釈尊伝研究会ほどにつまびらかに研究、発表されたことはなかったのではないかと思います。

治療の道を歩む

ザ・ヤマサキ・システムを習得する過程で、私はこれと似たような経験をしています。

山﨑雅文先生の公式セミナーやテキスト、書籍などを何年も学んできても「正しい結果」をなかなか出せなかったのですが、山﨑先生の臨床見学をさせていただき、数日生活を共にするようになってから「正しい検査」「正しい施術」「正しい結果」を表現できるようになったのです。

朝の食事を共にしながら、膝を交えていろいろなお話をうかがい、時間が経つのも忘れて、先生の同級生の喫茶店のママに「先生時間やで〜、患者さんたくさん待っとるよ〜」と言われ、大急ぎで自転車でオフィスに向かう先生。勝手口から施術室に入って、何もなかったかのように施術に集中します。

山崎先生の日常生活と施術の仕事場には、敷居がなかったのです。そんなことは、山崎先生と共に生活しないとわからないことでした。私も、いまは山崎先生と同じように生活しています。


仏教の真実観は「それ」とか「これ」と指し示すことができる、具体的で個別的な「あるがまま」なのです。

私は人生の師匠である森先生、そして治療の師匠である山崎先生の生きたお姿、「あるがまま」を「あるがまま」に学ばせていただきました。それが森先生の釈尊伝研究の方法論である「行間を読み解く」ことであり、私が今書いている本書も書き終わった頃には古くなり、固定したものとなってしまいます。しかし施術（治療）の現場は、まさしくその瞬間の生きた姿でお互いの膝を交えながら対面する場です。

「愛真道場いわせ接骨院」は患者さまの「あるがまま」を「あるがまま」に「正しく検査」し、「正しく施術」し、「正しい結果」により、真に健康で充実した人生を得ていただく場です。患者さまは、その瞬間の施術者の私の「あるがまま」を「あるがまま」に知見してもらう場なのです。

私の仏陀観は、山ほどある仏教経典から直接、釈尊の言行録を読み取ったのではなくて、恩師の森先生の長年の研究を介して、言ってみれば森仏からの教えによって得た仏陀観、仏教のものの見方なのです。ですから大学でその基礎は学びましたが、一生涯の師としての森先生の今日に至るまでの研究を30年以上もの師弟関係の中で膝を交えて伝えていただいた学びなのです。その在り方は、山﨑先生との師弟関係にも繋がるものとなり、私の治療システムの在り方に直結するものであったのです。

父の辞世の句は「一生勉強」でした。いまは亡き父の教えを私は知らないうちに実践してきたのです。

大学で学び、その後も学び続けてきた仏教、そして治療が私の中でどのように結びついてきたのか、次の章でもう少しお伝えします。

第5章

仏教と治療　私の選択

仏教と治療

ブッダの覚り

ブッダの覚りとは一言で言えば「あるがまま」を「あるがまま」に知るということです。ですから仏教における智慧を「如実知見《にょじつちけん》」と言います。「あるがまま」を「あるがまま」に知ったとき、そこに働きが生じるということです。

「如実知見」におのずから伴う「働き」というのは、もし私が自分の欠点を欠点のままに「あるがまま」に知ることができれば、欠点の中に含まれる修正されるべき要因も「あるがまま」に知ることができるということです。

そしてブッダの覚りは、自分の欠点を「あるがまま」に知って、それを是正するハウツーとしての「八正道《はっしょうどう》」、正しい八つの生活方法が示され、それを踏み行うことによって人生をよりよく変えていくという「道諦《どうたい》」としての真実を指し示します。

私の仕事、「愛真道場いわせ接骨院」の治療（ヒューマン・アップグレード・システム）で言えば、痛みや苦しみ、さまざまな悩みを持った患者さまがご来院されますが、その患者さま一人ひとりの個別的、具体的な痛みや苦しみ、そしてその原因をも含めた「あるがまま」を、「あるがまま」に正しく診察（正見《しょうけん》）し、正しい施術や生活習慣、環境の改善（働き）により、痛みや苦しみの原因を削減して、真に健康で充実した幸せな人生を送っていただくという正しい結果に導くということです。

しかし患者さまの「あるがまま」を「あるがまま」に知見することは、そんなに生易しいことではありません。医学を学べば学ぶほど固執した知識となり、固定観念や先入観が正しく見る目を曇らせます。

先入観や予断は、「あるがまま」を「あるがまま」に見る妨げとなることがあるのです。こうした先入観や予断を捨て「あるがまま」を知ることをブッダの覚りでは「無分別智《むふんべっち》」と言います。人の固定した観念や先入観、予断による分別した見方をしない智慧という意味です。

ブッダの覚りは、個別的で具体的な「そこ」「ここ」にあるものを対象にしています。私たちの目で見て、耳で聞いて、舌で味わえるもの、手で触れられるもの、それらを認識して心に起こる世界です。患者さま一人ひとり同じような症状（現象）でも、本当は一人ひとり全く違うのです。

似たような症状でも、その人のおかれた立場や環境、経験などによって痛みの感じる度合いも異なります。ですから今のところ痛みを測る測定器（センサー）はないはずです。ペインクリニック学会でも、ビジュアルアナログスケールと言って痛みの度合いを10段階で示してもらうことで感じている痛みの度合いを見るのが世界基準です。

○○病と一括りにしてしまうと、個別的、具体的に「あるがまま」を「あるがまま」に見ることは難しくなります。正しく見ることができなければ、その縁起となる原因もわからず、正しい結果に導くことはできません。

みなさん一人ひとり職業も違うし、食べ物も違う、生活習慣や環境も、それまで生きてきた経験も、同じ人は誰一人存在しません。

ブッダの覚りは「一切種智《いっさいしゅち》」とも表現され、本当の智慧は一つ一つのものを具体的にまた個別的に「あるがまま」に知る智慧であって、総体的に、平等に知る智慧よりも尊ばれます。これは個別的、具体的に一人ひとりの患者さまを「無分別智」で「あるがまま」に知見する点でとても重要であると、私は捉えています。まさしく「病気という名の落とし穴」ですね。

大学病院や基幹病院などの大きな病院で有名なお医者様に診察していただいた病名に捉われて、身動きが取れなくなった患者さまも実にたくさんいらしゃいます。

難病指定を受けた患者さまには、病名についての「あるがまま」を「あるがまま」に説明して視点を変えてもらいます。

「診断された時点でのあなたの症状は○○病という現象で、いまの医学ではこの病気に対処できる薬や治療法はありませんよ、と言われたのですね」という具合に紐解いていきます。ブッダの覚り「あるがまま」を「あるがまま」に見ると、現象にはいくつもの原因が寄り集まって生じているということ、であるから刻一刻と現象は変化していくということです。

ですから難病指定を受けた方も、最初から○○病に固定していたわけではないですし、これからも刻一刻と変化していくということです。そうであれば、いまここで起きている現象（病気）のいくつもの原因を正しく検査・分析（正見《しょうけん》）して、それを正しく削減（八正道）していけば、刻一刻と寄って立つ現象としての細胞・組織は健康な状態に近づいていくのではないでしょうか。こんな感じの説明をします。

そうすると患者さまの視点が、○○病に固執していたのが、原因の削減（八正道）に変化します。

病名に固執していた患者さまの視点（世界）が、「あるがまま」を「あるがまま」に知見するブッダの覚りの視点に変化した瞬間です。これで「病気という名の落とし穴」から抜け出せたとも言えますね。

動的平衡

いま基礎医学の世界では「動的平衡」という見方があります。

この見方は、ブッダの覚りと重なります。

私たちのからだを構成する細胞には寿命があり、毎日たくさんの細胞が死んでいます。お風呂に入って石鹸でからだを洗うと垢が出ますよね。とても丁寧に洗ったはずなのに翌日洗うとまた垢が出ます。これは死んだ細胞の死骸とも言えます。

毎日毎日細胞は死滅しては、また新たな細胞が生まれているのです。今日の食べ物が原料となって、私たちのからだは毎日毎日、再生しています。ですから、だいたい半年もすればほとんどすべての細胞が入れ替わっているのです。同じような姿かたちをしている自分ですが、半年前とはまったく違う身体になっています。

仏教ではこの在り方を「諸行無常《しょぎょうむじょう》」「諸法無我《しょほうむが》」と言います。一切の縁起《えんぎ》によって成り立っているものは、その因や縁という条件によって生滅変化を成すものだから「無常」と言い、永遠不変の実体というものは存在しないから「無我」と言います。

逆に言えば無常や無我であるのは、一切のものが因縁によって成り立っているものだからということです。

だからこそ、私たちは病気にもなるし、だからこそ病気は治ることも可能だと私は考えます。「因や縁という条件によって生滅変化を成す」在り方が、私たちの「あるがまま」ということだからです。

からだの在り方で言えば「因や縁という条件」は食べた物や生活環境に当たり、「それによって生滅変化を成す」とは生活習慣や環境によって病気にもなるし、健康にもなれるということです。

縁起を説明する句（『仏教思想の発見』より引用）

これあるときかれあり、これ生ずるが故にかれ生ず。
これなきときかれなく、これ滅するが故にかれ滅す。

縁起は〝一切〟のものが独立自存するということはなく、多くの条件や関係のもとに、はじめて成り立ち得る、というものです。

「これ」や「かれ」は、十二縁起の中の12項目を指します。

十二縁起説

無明《むみょう》……智慧のないこと
行《ぎょう》………意思、意思から生じる精神作用は分別という相対的認識を伴う
識《しき》………潜在的な認識能力
名色《みょうしき》……認識の対象である物質や抽象概念
六入《ろくにゅう》……感覚器官（眼・耳・鼻・舌・身・意）

触《そく》……認識の潜在能力と認識の対象と、感覚器官の三者が触れ合うこと
受《じゅ》……分別智によって起こされた精神作用による相対的な感覚
愛《あい》……楽しいものは手に入れ、苦しいものからは遠ざかりたいという欲望を抱くこと
取《しゅ》……欲望に取着すること
有《う》……生存原理
生《しょう》……生存原理に促されて、生・老死が繰り返される
老死《ろうし》、愁悲苦憂悩《しゅうひくうのう》
……それらは愁い、悲しみ、苦しみ、憂い、悩みである

しかしながら、永遠不変の実体というものは存在しないわけですから、私たちは生まれ、老い、病し、死ぬことは避けられないのも真実だということです。

私たちは「あるがまま」に生まれたら老い、病し、死ぬものと知り、それをトコトン苦しみと実感すれば、それを死にものぐるいで乗り越えなければならないという衝動に突き動かされるものであり、そうであれば自ずと煩悩を断じ、正しい生活を実行する働きも生まれて、自ずから苦しみは滅し、解決されるはずです。

そして、そのとき初めて私たちはブッダの覚り「如実知見」を得たと言い得るのです。

仏教の真実観

四諦八正道《したいはっしょうどう》（『仏教思想の発見』より引用）

四諦というのは四つの真実という意であり、その四つとは……

苦諦《くたい》……私たちは苦しみの存在であるという真実
集諦《じゅうたい》……苦しみの根底に煩悩があるという真実
滅諦《めったい》……煩悩が滅すれば苦しみも滅し、それがさとりであるという真実
道諦《どうたい》……さとりのために正しい生活方法があるという真実

苦しみは生《しょう》・老《ろう》・病《びょう》・死《し》の四つの苦しみと、憎いものに会う苦しみ（怨憎会苦《おんぞうえく》）、愛するものと別れる苦しみ（愛別離苦《あいべつりく》）、求めても得られないという苦しみ（求不得苦《ぐふとくく》）、要するに迷っている私たちは苦しみの存在であるという苦しみ（五取蘊苦《ごしゅうんく》）の四つの苦しみで解説され、これが「四苦八苦《しくはっく》」と呼ばれます。

煩悩は、性欲やら金銭欲・名誉欲やら生存というものに執着するすべての欲望と解釈しておけば良いです。

そして、正しい生活方法は、**正見《しょうけん》・正思《しょうし》・正語《しょうご》・正業《しょうごう》・正命《しょうみょう》・正精進《しょうしょうじん》・正念《しょうねん》・正定《しょうじょう》の八つの正しい道（八正道）**とされます。

仏教では、私たち自身の、苦しみにもだえ、煩悩にさいなまれる姿が真実であるというのです。人間の「あるがまま」の姿であるからです。

眼横鼻直

安貞元年（１２２７）に５年間の修行を終えて、中国（宋）から帰ってきた曹洞宗の祖・道元（１２００〜１２５３）は、シナにおいての参禅の成果をただ鼻直眼横を得ただけであって、その他には何もない、手ぶらで帰ってきた、と語ったと言います。

５年にも及ぶ厳しい修行の後に得たものと言えば、「鼻はタテに眼はヨコについている」、その他にも「日は東から昇り、月は西に沈む」とか、「花は紅、柳は緑」という何とも当たり前のことにも思えますが、この言葉は仏教の真実観を雄弁に語っていると言われます。

ところが、「愛真道場いわせ接骨院」に来院される方の姿勢の検査（鏡検査）では、ほとんどの方の鼻は垂直ではなく、左右どちらかに傾いているし、眼は水平ではなくて左右どちらかが下がっています。

私は姿勢を制御している生命維持システムにエラーが起きている状態と見ます。であるから体調不良の状態とも言えるわけですし、正しい施術によって鼻は垂直に、眼は水平になれば、生命維持システムのエラーが解除されて体調不良も回復に向かうことが確認できるというわけです。

日は東から昇り、月は西に沈むという真実は、いまでも日々「あるがまま」に見ることができますが、「花は紅、柳は緑」は色盲の方には、わからないのかもしれません。だけど「この花は紅で、この柳の葉は緑ですよ」とお伝えすれば、この花のコントラストが紅で、柳の葉のコントラストは緑なのだと認識されているのかもしれません。

私は幸いにして色《いろ》が認識できますから、色盲の方の認識している世界はモノクロの写真を見て想像することしかできません。

ブッダの覚りの世界観

ブッダの覚り（初期仏教）でいう世界とは、地球とか宇宙という客観的な世界ではなく、むしろブッダの覚りが主題とする問題や範囲のすべて（一切）というような意味での主観的な世界です。

「諸行無常」「諸法無我」の「諸」という言葉はサンスクリット語のsarva（サルヴァ）にあたり「一切」とも訳されます。ですから「一切行無常」「一切皆苦」「一切法無我」とも言い、ブッダの覚り（初期仏教）では「一切」を「あるがまま」に見て、無常であり、苦しみであり、無我であると説いたのです。

では「一切」とは何かというと、五蘊《ごうん》、十二処《じゅうにしょ》、十八界《じゅうはちかい》のことを指します。

五蘊とは衆生《しゅじょう》（ヒトを含む心を持った生き物すべて）の肉体を意味する色《しき》と、衆生の精神作用である受・想・行・識から成る精神を有する衆生を意味します。

十二処、十八界は衆生の感覚器官、眼・耳・鼻・舌・意《こころ》とその対象である色・声・香・味・触、法（抽象的概念）、そこから生まれる認識、眼識・耳識・鼻識・舌識・意識を指します。

さらに六六法といって、眼とその対象である色と、潜在的な認識能力である眼識がふれ合って生ずる精神的な活動の初動状態である眼触《げんそく》、そこから生まれる眼触所生の受、それを明確なイメージにまとめる精神活動としての想というように広がっていくことを指し、したがって十二処、十八界を「一切」と呼ぶのはこうしたものも暗黙のうちに含めています。

ですからブッダの覚り（初期仏教）の世界観「一切」とは、私（自分）を中心とした、私たちの眼がとらえた一瞬の物質、耳が聴いた一瞬の声といった「主体的世界」を意味します。

如来の悟り

先に述べたとおり私は大学の恩師である森章司先生の仏教聖典のご研究を介して、30年以上もの間、ときにはお酒を酌み交わしながら膝を交えて釈尊のさとりのご薫陶を拝しました。

森先生は最新のご研究によって、釈尊のさとりには「ブッダの覚り」と「如来の悟り」

の二つがあったことを発見されました。この一連の論文と、最新の論文『釈尊六年苦行の意味を探る』（2023年12月31日）は私にとっては衝撃で、釈尊のさとりに関するモヤモヤとした霧が一気に晴れたようだと述べました。この論文中の「釈尊の出家から成道までの略伝」をそのまま載せたいところですが、かなり端折って要点だけ紹介します。

釈尊の出家から成道までの略伝

菩薩《ぼさつ》（ゴータマ・シッダルタ、のちの釈尊）は「無上の寂静《じゃくじょう》なる（宇宙の大いなるものから）恵与《けいよ》される境地」を求めて出家し、「あるがまま」を「あるがまま」に知る如実知見の智慧を得るためには、禅定を成就することが必要だと考えて、まずアーラーラ・カーラーマとウッダカ・ラーマプッタの二人の仙人のもとを訪ねました。

そして二人の仙人の元で、禅定では最上級のランクに位置づけられる境地を成就され、智慧の覚りを得る目処を得られました。しかしその智慧の覚りは自分の求める「無上の寂静なる恵与の境地」ではない、この他に何かあるのではないかと考えて、菩薩は彼らの元を去りました。

そして、その何かを求めてマガダ国をさまよい歩き、森林も川の流れも浄らかで、豊かな村であったウルヴェーラーのセーナーニ聚落が修行に適する地だと考えて落ち着かれたとき、不思議な前代未聞の三つの喩《たとえ》が天啓のように菩薩の心にひらめきあらわれました。

それは「無常の寂静なる恵与の境地」を得るためには、苦行が必要だという教えでした。

そこで菩薩は「無上の寂静なる恵与の境地」を得るために6年の間ただひたすらに止息、断食を中心とする苦行を修されました。そしてその果報として、宇宙の大いなるものから恵与された無上の寂静なる境地を獲得されました。そこで無用となった苦行を捨てられました。

そしてその日に、釈尊は在家時代の初禅定《しょぜんじょう》の体験や、二人の仙人の元で禅定の体験から予見されていた、「あるがまま」を「あるがまま」に知る如実知見の智慧を得るために、食事をとられ心身を整えられ（戒）、菩提樹下で禅定に入られて（定）、宿住随念智《しゅくじゅうずいねんち》・有《う》情《じょう》生死智《せいしち》と苦と漏の四諦を如実知見し、漏尽智《ろじんつう》の三明《さんみょう》を得て、人法を超えた最上智見（慧）に到達されました。

このように釈尊は、恵与された無上の寂静なる境地を獲得され、人法を超えた最上智見に到達されたのです。

森先生は前者を「ブッダの覚り」と呼び、後者を「如来の悟り」と呼びました。そして釈尊はたった1日で「ブッダの覚り」を得られ、6年苦行は「如来の悟り」を得るためだったということになります。これが「釈尊の成道」として後世に語り継がれてきたのです。

そして釈尊は仏弟子たちにあなたたちも「ブッダの覚り」を得よとして、四諦、十二縁起、無常・苦・無我の教えを説かれました。これが原始仏教聖典に説かれている釈尊の教えで、これらの教えは「人生いかに生きるべきか」というノウ・ハウにあたります。とはいえ仏弟子たちは自分のことをブッダと呼ぶことはありませんでした。釈尊の思いを甘受しなかったのでしょう。

一方釈尊は「如来の悟り」を「無記」として、これを言葉で語られることはありませんでした。だから仏教学者は2500年もの間、釈尊の中に「ブッダの覚り」とは別な「如来の悟り」があることに気がついてこなかったのです。そして釈尊がご自分のことを「如来」と呼ばれ、「ブッダ」と呼ばれることがなかったのは、以上のような背景があるからでしょう。

このあとに略伝の背景をより理解するための詳しい解説や、このように解釈された論拠が続きます。

ここからは、森先生の最新の論文『六年苦行の意味を探る』についての私の感想を述べさせてください。

私はこの「如来の悟り」を「無記」として残されたことは、釈尊が意図的に暗示のように示された「ダヴィンチ・コード」のようだと思いました。いずれ未来のブッダによって解き明かされるという意図です。

その通り釈尊が入滅されて400年後に大乗経典の作者によって久遠実成仏《くおんじつじょうぶつ》として可視化され、2500年後に森先生（森仏）によって解き明かされたのではないかと思います。

釈尊が私たちに言葉で伝えてくれた「ブッダの覚り」、その世界観「一切」は私（自分）を中心とした、私たちの眼がとらえた一瞬の物質、耳が聴いた一瞬の声、鼻が嗅いだ一瞬の匂い、舌が味わった一瞬の味といった「主体的世界」を意味しました。

釈尊が「如来の悟り」を「無記」として語らなかったもう一つの意図、理由は「ブッダの覚り」の対象とした世界観、このこともあるのではないかと私には思われるのです。一人ひとりが主体的にとらえることができる一切であれば、それはみんなでシェアできる世界観だからです。しかも原始仏教はこの世界観を明確にあらわしています。あえて明確に規定しているようにも思われます。

しかし私たちの眼、鼻、耳、舌で認識できる情報は、私たちの住んでいる世界のすべてではなく、その中のごく一部の範囲に限られていることが、現代の科学では知られていますよね。例えば、紫外線、赤外線は私たちのからだに影響を与えることが知られていますが、眼で見ることはできない周波数のエリアです。

また衆生という視点で言えば、ワンちゃんの鼻の臭覚はヒトの千倍から一億倍とも言われています。耳はヒトの感じ取れる音の範囲の4倍とも言われます。しかし目で見える視力の範囲はヒトよりも狭く、色の認識できる範囲も限られていると言います。同じ世界に住んでいながら、その世界を認識している範囲が違うということになります。

先に述べたことと重複しますが、チンパンジーは眼から入ってくる情報を脳が認識するまでの時間が、ヒトよりも早いことが知られています。それは、チンパンジーの社会はヒトの社会よりも危ないことだらけで、生命の危機を瞬時に認識しないと生き残れないからだと言います。

そして、これは私が経験したことですが、事故に遭った瞬間、まるで一秒間が数分に思える程スローモーションに見えたのです。飛び散ったガラスの破片も一つ一つはっきりとスローモーションに認識できました。

チンパンジーにはこのように見えているのかもしれません。

また、患者さまに、鼻が利きすぎて悩まれていた方がいました。この方は畑で草をとっていて、意識をなくされた経験があります。風上でご主人が農薬をまいていて、それを吸ってしまったのです。ご主人が気づいて病院に運び九死に一生を得たのですが、これを境に鼻が利きすぎて日常生活に支障が出るまでになってしまったのです。

これは「生命維持システム」が生命の危機を感じ取った瞬間、火事場の馬鹿力で生命を守る働きをスイッチ・オンした状態、神経システムで言えば交感神経をフルスロットルに働かせて命を死守した状態とも言えます。

普段は封印している潜在能力です。遺伝子の研究をされていた分子生物学者の村上和雄博士が指摘する遺伝子のスイッチをオンにした状態とも言えると思います。遺伝子に含まれる情報（働き）のほとんど98パーセントは、普段はオフになっているそうです。

森先生の論文には、釈尊の苦行についても詳しく書かれています。これもかなり端折って引用します。

六年の苦行で得るもの

私（釈尊）はムッガ豆やクラッタ豆やカラーヤ豆などのスープを少しずつとることにしたので身体は痩せ細ろえ、アーティーシカ草の節のごとき肢節、ラクダの足のごとき臀部、紡錘の連なりのような凸凹の背骨、小屋の垂木が折れ崩れたような肋骨、深い井戸のように落ち込んだ眼孔、未熟な苦瓜風と熱に曝されたような毛髪になり、腹の皮は背骨に接し、糞尿をしようとすると前かがみに倒れてしまうようになった。

こんなこと書くと森先生に叱られてしまいそうですが、このように死と隣り合わせに等しい「六年苦行」は、釈尊の普段はオフになっている遺伝子をオンにしただろうし、生命維持シス

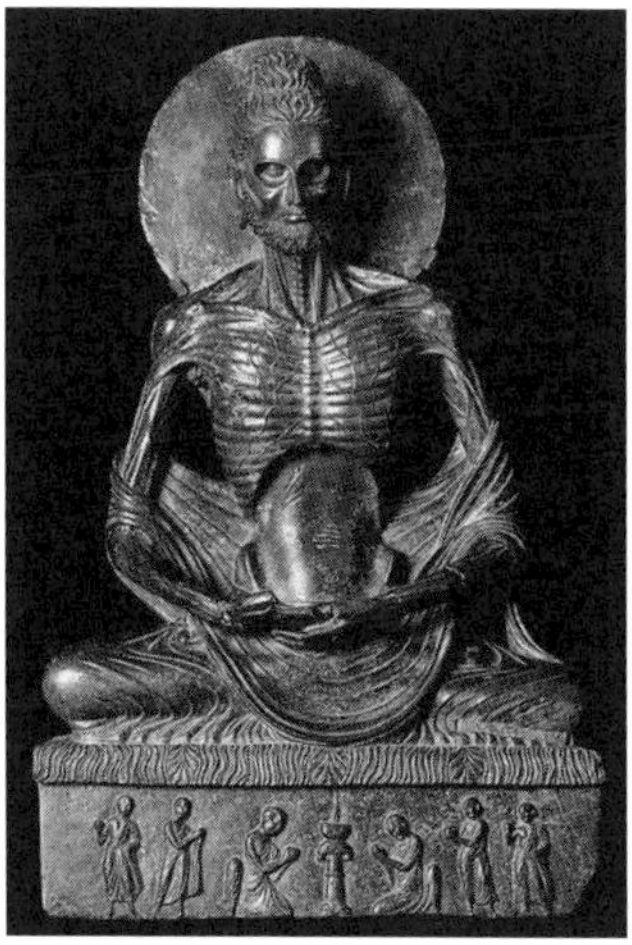

ブッダの苦行姿

テムの普段は使っていない機能をフルスロットルにしたはずです。そうであれば、眼・鼻・耳・舌・触・意の捉える世界の範囲、周波数のエリアは大きく拡大されたのではないでしょうか。

であるから「六年苦行」の恩恵として、釈尊は「無上の寂静なる(宇宙の大いなるものから)恵与される境地」を得たとも言えるのではないかと、あくまでも妄想ですが医療の道を歩んできた私にはそう思えるのです。

釈尊の得た境地は、普段はオフになっている状態では如実に知見することは不可能だから語らなかったのではないでしょうか。しかしいずれ「如来の悟り」の境地にたどり着く人があらわれる、もしくは科学技術の発展でその境地を知見できる日がくるから「無記」として残されたのではないかと思いました。

遺伝子の仕組みのそのあまりの緻密さを知った村上和雄博士が、これは何か偉大なるものが創作したのではないかと感じ、そのことを「サムシング・グレート」と命名しますが、ヒトの見える範囲の外にも何か世界があることは、私も日々の臨床を通じて確信します。

ザ・ヤマサキ・システムの考え方のベースとなっているカイロプラクティックでは「イネイト・インテリジェンス」（先天的知性）という言葉で自然治癒力を表現しています。人体にはそれが宿っていて、そこにアクセスすることで痛みや病いからの回復を狙うというものです。

パウル・シュミットは、目に見える肉体とエネルギーボディがあると捉えていました。そして肉体も含めてエネルギーボディは大きく分けて7層あることも突き止めています。エネルギーボディは五感で認識できる周波数のエリアではないので、見ることも、聞くことも、嗅ぐことも、味わうことも、触れることもできませんが、量子物理学の考え方に基づき発明されたバイオレゾナンスの実践機を介して確認することができます。

また病気はエネルギーボディの周波数の高い桁から低い桁に向かって進行するとも言います。１００キロHzの桁までくると肉体の検査、血液検査やレントゲン、ＣＴやＭＲＩといった現代医学の検査で確認できるようになります。

エネルギーボディが肉体を働かせているとも言えます。パウル・シュミットのバイオレゾナンスの実践機は、このエネルギーボディの状態をエネルジジェティックに検査・分析・最適化するものです。

エネルギーボディの働きを阻害してしまう原因もバイオレゾナンスの実践機で知ることができます。その原因も目に見えないもの、鼻で嗅げないもの、触れられないもの、聞こえないものがたくさんあります。

その最たるものが電磁波、人工放射能、有害物質、病原体などです。五感で知ることはできなくとも、私たちの健康を脅かすものが私たちの住む世界にはあふれているのです。

現代の科学技術の発展によって、五感で認識できない世界も知見できるようになってきているのです。

しかしこれは、まだまだ序の口で「無上の寂静なる（宇宙の大いなるものから）恵与される境地」はもっともっと周波数の高いエリア、人法をはるかに超えた世界なのではないかと思います。

第6章

仏教と真の健康をさらに追求

ヒューマン・アップグレード・システムあれこれ

いわせシステム（愛真道場いわせ接骨院のトリートメント・システム）を私は「ヒューマン・アップグレード・システム」と名付けました。

人としての「姿勢とからだの働き」を正し、「生活習慣と環境」を整え、生命維持システムを最適化し、真に健康で充実した人生を得て、命を生ききるためのシステムです。

前述したように、二度にわたる大ケガで、私のヒトとしての「姿勢とからだの働き」はガタガタに崩れ、「生活習慣と環境」は滅茶苦茶に乱れ、螺旋階段を転がり落ちるような苦悩を経験しました。しかし苦悩したのは、実のところは私ではなく、意思ではコントロールできない生命維持システムだったのです。

生命維持システムが私を生かそうと働いて、私の人生を活かしてくれたのです。この経験が、私を「ヒューマン・アップグレード・システム」に導きました。

「生命維持システム」と私が言っているのは、カイロプラクティックの哲学が語る「イネイト・インテリジェンス」や東洋医学の言う「自然治癒力」と同じものだと思います。

また「如来の悟り」の世界からくるものだとも思います。「如来」はサンスクリット語で「タターガター」「真理から来たもの」を意味します。

私たちは「無上の寂静なる宇宙の大いなるものから恵与される」生命を維持する働きに生かされているのです。

私たちが経験する痛みや症状、病気や苦しみは、宇宙の大いなるものから恵与される生命を維持する働きに何かしらの負担、エラーが起きていることを示すサインなのです。

人としての「姿勢とからだの働き」、人として生きる「日常生活習慣と環境」にある負担やエラーを「あるがまま」に知見（検査・分析）して、正しい働き（施術）により、宇宙の大いなるものから恵与される生命維持システムを最適化し、真に健康で充実した人生を得るのです。

そして私は毎日、「愛真道場いわせ接骨院」でみなさんのお身体を診させていただく中で、「ヒューマン・アップグレード・システム」を通じ、あれこれといろいろなことに気づいたり、世界の在り方を想像したりと、真理の探究を楽しんでいます。

そんな健康に関するあれこれをお伝えします。

透明なゆりかご

体調を崩して苦悩のどん底にいた私は、愛泉道院の因泥哲彦先生の「身体の調整」により一瞬にして体が軽くなった経験をしました。

「愛真道場いわせ接骨院」でも、多くの患者さまが私と同じ経験をされています。

つい先日も10年前に2階の階段から転落して以来、病院にはかかっているものの、首の痛みに苦しみ続けているご婦人が来院しました。私と同様の苦しい体験をされた方です。

治療を進めると、ある瞬間に、「あ～楽になった。雲の上にいるみたいに軽くなった」と言って涙がぽろぽろあふれ出ました。本当につらかったのでしょう。苦痛から解放された瞬間には、自然に涙があふれるものです。

では「ヒューマン・アップグレード・システム」の目的である「真の健康」とは、どんな状態なのでしょうか。

先ほどのご婦人は70代の後半で、当院の施術で回復された家族に連れて来られました。ご家族でもわかるくらい頭の位置が傾いていました。

施術前の検査で、右前頭部に強くロックしている箇所が見つかりました。階段から転落したときに強打した部位です。そこをザ・ヤマサキ・システムのリアクターでロックが解除するまで共鳴振動を与える施術をしました。すると首の傾きが正しい位置になり、ご本人の感覚では首の痛みが消え、体が軽くなったわけです。これで、人としての「姿勢とからだの働き」が正しくなったのです。

姿勢とからだの働きが正しくなると、無上の寂静なる宇宙の大いなるものから恵与される生命維持システムが働き、まるで透明なゆりかごに抱かれているように体が軽くなるのです。これは一体どういうことなのでしょうか。

世界のはじまり

世界を見渡すと、裏と表、上と下、凸と凹、前と後、左と右、陰と陽、男と女というように対になっています。世界が対になっているということは、見る、感じることのできる「有る」という在り方は、「無い」世界からできたのではないでしょうか。

「無上の寂静」とは、裏と表とか、上と下とか、前と後、陰と陽などのない「無」の世界なのではないかと考えます。

世界のはじまりは、「無」から陰と陽のバランスが崩れて、私たちの「有る」世界がつくられたのでないでしょうか。

ということは、「有る」ということ自体がバランスの崩れた迷いの凡夫ということですが、その迷いの在り方さえも「無上の寂静」からできているということになります。

大乗仏教の説く、「一切衆生悉有仏性《いっさいしゅじょうしつうぶっしょう》」とは、そういうことを指し示しているのではないでしょうか。

真の健康とは

もしもピッタリ真ん中があるとしたら、そこが中道とか中庸《ちゅうよう》と言われている場所なのかもしれません。その真ん中から大きく外れると「姿勢とからだの働き」が崩れて、痛みや病気、苦しみを認識するようになるのでしょう。

では真ん中ではどんな感じがするのでしょうか。

何も感じない、自分の存在さえも感じられなくなるのかもしれません。右も左もない、上も下もない、前も後ろもない、苦も楽もない、光も闇もない、何も感じない世界なのかもしれません。

私は以前、神様のような存在に抱っこされている感覚の夢を見たことがあります。完全に脱力して身を預けることができている感じ、なんとも心地よい透明なゆりかごに抱かれて浮いているような感じでした。右も左も、上も下も、前も後ろも、中心もない感覚です。こういう世界が「無上の寂静なる境地」なのかもしれません。「真の健康」とはこういう状態、陰と陽のバランスが完全にとれている状態なのだと思います。

頭が傾いて首が痛いから首があることがわかります。痛みや違和感がなければ、普段は首を意識することはありません。胃が痛いとき、食べ過ぎて膨満感を感じることで胃の場所がわかりますが、普段は胃があるとは感じません。

私たちの住んでいる地球や太陽系、宇宙そのものも「無い」世界からつくられたものなのかもしれません。そうだとしたら、だからこそ地球の重力に姿勢の軸心を合わせることができるのではないでしょうか。

おおもとは一緒、無上の寂静なる宇宙の大いなるものから恵与されたもの、それは私たちに無条件に与えられているもの、備わっているもの、そもそも「有」も「無」一対というのか、一体なのではないでしょうか。

「姿勢とからだの働き」では、右と左、上と下、前と後ろのバランスを調整しますが、エネルギーボディをトリートメントするバイオレゾナンスでは陰と陽のバランスが大切です。バイオレゾナンス・生体共鳴で問題のある基本周波数・体の場所を見つけることができますが、何が問題なのかというと「極性」のバランスなのです。マイナス（陰）かプラス（陽）どちらかに偏り過ぎているのが問題なのです。

鍼灸では、基本的に陰の強い部位にはお灸、陽の強い部位には鍼を用いて陰陽のバランスを整えます。

バイオレゾナンスでは、問題のある基本周波数にプラス・マイナスの極性を加えてハーモナイズをします。体は自分に必要な極性を取り入れてバランスをとるのです。「ヒューマン・アップグレード・システム」では、このような考え方で「真の健康」を実現するトリートメントをしているのです。

陰陽の六経（からだのメッセージ）

みなさんのお困りごと「症状」を私は「現象」として捉えています。その現象は、いままでお話してきたようにさまざまな視点から捉えることができます。

前述した波動の会の「陰陽の六経」でも説明することができます。

今日来院した患者さまに「陰陽の六経」でその方の状態を説明したらとても納得していました。基幹病院の看護師さんですが、できたらいま書いている本に載せてほしいとリクエストがありました。家庭での健康法に役に立つと思うと言っていましたので、リクエストにお応えしたいと思います。

波動の会

「波動の会」は、大木定子会長がご逝去されたのち、現在も活動を継続しています。

そして波動法のおいしくてからだにやさしいお塩を作っている波動法製造株式会社は波動法を提唱された阿部祥二本部長のご子息である阿部光祥社長が継承しています。

しかし「波動の会」について刊行

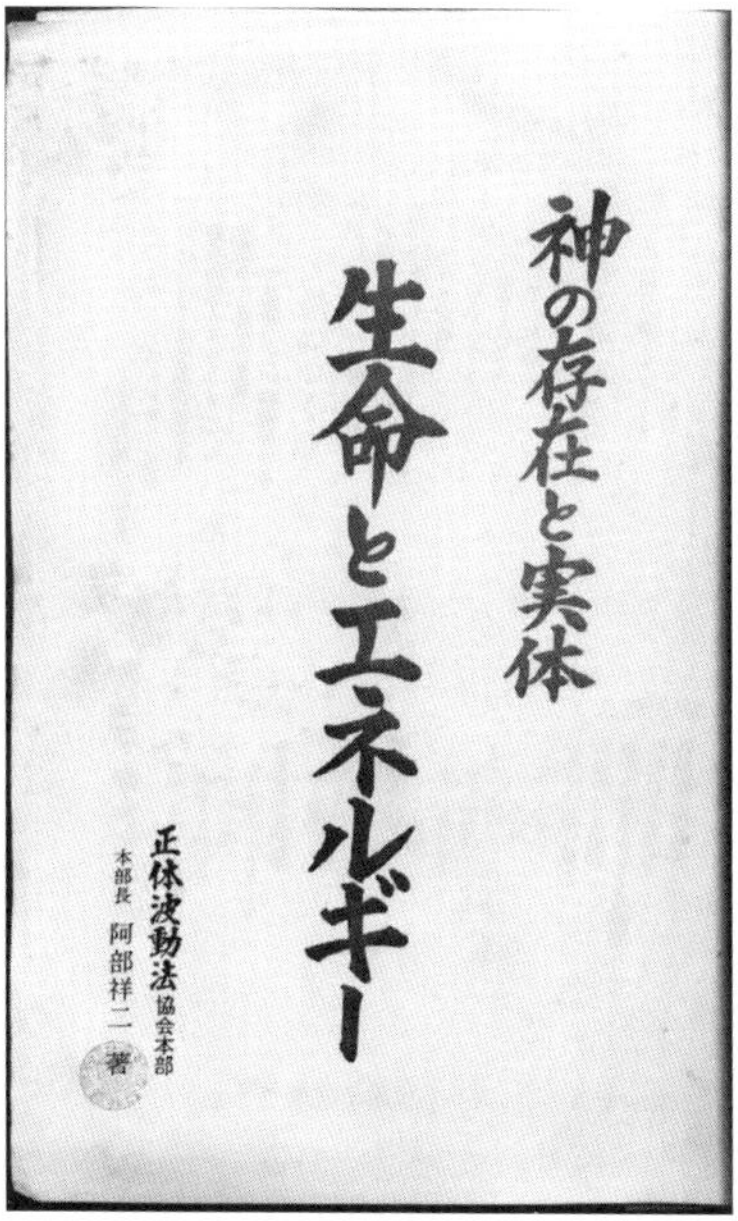

生命とエネルギー

されている本はありません。私の手元にある資料は『生命とエネルギー』というセミナー用の資料です。この資料のコピーが愛泉道院の師匠の書棚にあったので、塾生の頃にお借りして個人的に研究していたのです。「正体波動法、協会本部、本部長、阿部祥二、著」と記されています。

私は、この資料に書かれていることを臨床で検証しました。延べ人数で5万人程検証しましたが、この見方は正しいとわかり「レポート」を書いて「波動の会」に送りました。間もなくして、波動の会の大木定子会長からお電話をいただき、関西弁で「よく勉強してはりますね。波動の会の東京支部に来てほしい。お話をしたい」と言われ、交流が始まりました。

私がレポートを提出した少し前に、「波動法」を提唱され本部長と呼ばれていた阿部祥二氏はご逝去され、関西の大木定子会長が「波動の会」を継承したばかりでした。ですから私は阿部祥二本部長とはお会いしたことがないのですが、大木会長から「波動法」の実践を伝えていただきました。愛真道場でも「波動の会」の講演会を開いたことがあります。

医療の国家資格を持った臨床での「陰陽の六経」の活用事例は、私がはじめてだったようで、「波動の会」の全国大会で講演をさせていただいたり、「塩マッサージによる生体反応」という研究論文を執筆したりしました。

場づくり

ちょうど愛真道場の青写真を描き始めていた頃でしたので、「波動の会」の考え方で、気の流れをよくする「家相」を大木会長からご教授いただきました。

日本ではエネルギーは東から西へ、北から南へ、天から地表へ、マグマから地面へ流れています。また陰のエネルギーは、表鬼門と言われる北東から裏鬼門と言われる西南に流れています。ですからこのラインには掃き出しの出入り口や出窓はつくらず、陰のエネルギーと共鳴するトイレや、陰のエネルギーを助長するボイラー、コンロを置いてはいけないのです。

そして陰・陽のエネルギーを整える円錐形のデバイスも寄贈していただき、身に余る開業支援をいただきました。

「波動の会」では、塩でエネルギーの極性（陰・陽のバランス）を調整していました。エネルギー調整に使う塩は、窯で煮詰めない天日干しの塩のみを原料に使います。その塩を真空処理することで塩自体の極性を調整します。そして金粉を混ぜて極性を安定させます。金は両極体なので極性の安定に寄与することを学びました。

　塩の結晶はピラミッドのような四角錐です。この四角錐の稜線にエネルギーが集まるというのです。ですから製造過程で塩を煮詰めると、この稜線を崩してしまい陰のエネルギーを集める塩になり、それを使うと健康を損ねると考えていました。ですから稜線を損ねず、エネルギーの極性が安定した塩の製造方法を考案しておいしく体に良い塩をつくったのです。

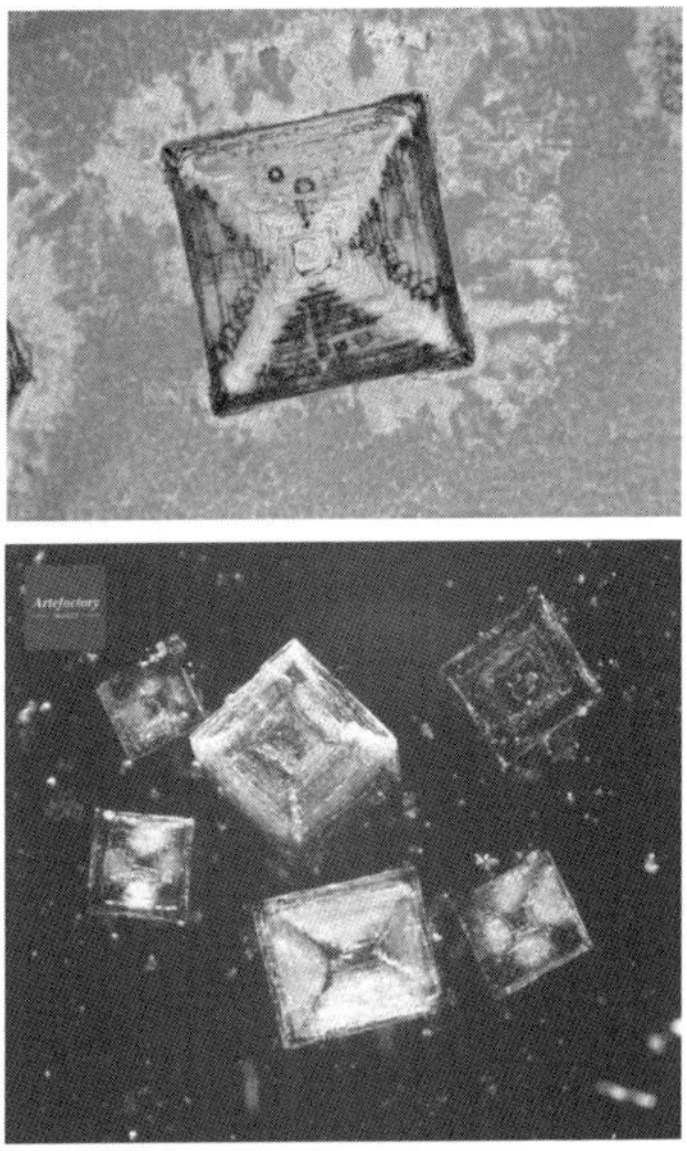
塩の結晶

　また円錐形は、四角錐の稜線を無限にした形です。ですからエネルギーフィールドをつくるデバイスは円錐形なのです。

　驚くことにパウル・シュミットも全く同じ形のエネルギーフィールドをつくる円錐形のデバイスを考案しています。パウル・シュミットはジオパシーの負担となる極性を調整するために円錐形のデバイスをつくりました。波動の会の阿部本部長と、ドイツのパウル・シュミットはほぼ同じ時期に、同じような考えにたどり着き、同じ形のデバイスをつくっています。共時性と言えば良いのでしょうか、共鳴しているように思えます。

「愛真道場いわせ接骨院」の場づくりは、この他に「生体エネルギー」の考え方と建築資材も取り入れて実践しました。生体エネルギーについては、長野県の生体システム実践研究会の佐藤政二所長に直接ご指導いただき、それを実践しています。

家相は「波動の会」の大木会長に見てもらった後でしたので、佐藤所長からもよくできていると言われ、ただ家全体を少し南から見て南東に右回転させるといいと言われました。そうすることで、東から入るプラスのエネルギーを多く取り入れ、西から入るマイナスのエネルギーを防げるのです。

現在は、これにパウル・シュミットの考え方やデバイスも取り入れ、院内で働く人、施術を受けに来る人が元

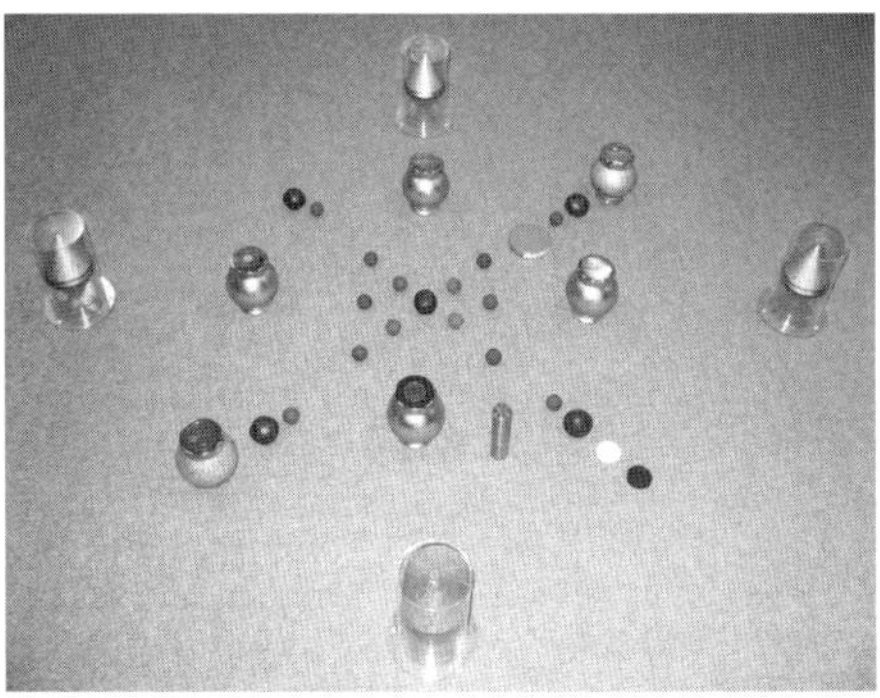

愛真道場　場づくりの資材の一部

気になる場を維持しています。

陰陽の六経

だいぶ話が脱線しました。バイオレゾナンスの章でもお伝えしたように、エネルギーボディにブロッケードをつくる「生活習慣と環境」にアプローチする方法として「波動の会」の方法は使わずパウル・シュミットのバイオレゾナンスを採用したと言いました。

しかし「波動の会」の「陰陽の六経」をはじめとする観察法は、私のからだに沁みついていて、みなさんのからだのメッセージを読み解く方法として活用しています。

「波動法」についての本は刊行されていないので、波動法の「陰陽の六経」についてのみ書き記します。

私の長い臨床の中で、「姿勢とからだの働き」や三鍼法研究所所長の林義貢先生からご教示いただいた中医学の観方も踏まえた私見も入っています。

陰陽の六経は、次の表と、図のようになっています。

陰陽の六経と所属器官

	経絡名	主器官	所属器官
1	肺経	肺臓	肺静脈血管(心臓から肺へいく太い血管) 血管・気管支・胸膜・肋膜・鼻腔・皮膚呼吸
	大腸経	直腸	上行・横行・下行・S状・内肛門・腹膜
2	心経	心臓	肺動脈血管(肺から心臓へいく)・動脈血管・静脈血管・血液・大脳・小脳・脳下垂体
	小腸経	小腸	回腸・空腸・盲腸・虫垂・小腸
3	腎経	腎臓	副腎
	膀胱経	膀胱	
4	心包経	仙椎 尾骨	
	三焦経	卵巣 (睾丸)	子宮・輸卵管・膣 陰茎・前立腺尿道旁管・尿道海綿体
5	胃経	胃臓	十二指腸・食道・乳腺・副甲状腺・甲状腺・骨・歯・唾液腺・膵臓(膵島)
	脾経	脾臓	リンパ動脈・静脈管・リンパ液
6	肝経	肝臓	眼球腺・鼻甲介腺・耳腺・足掌腺・手掌腺・足爪腺・手爪腺・頭髪腺・体毛腺・腋毛腺・発汗腺・尿管
	胆経	胆のう	

陰陽の六経絡	肺・大腸経	心・小腸経・心包・三焦経	腎・膀胱経	胃・脾経	肝・胆経
五色	白	赤	黒	黄	青
五味	辛い	苦い	塩辛い	甘い	酸っぱい

・肺経・大腸経

所属器官：肺臓・肺動脈・気管・気管支・胸膜・肋膜・鼻腔・皮膚呼吸・直腸・（上行・横行・下行・S状）結腸・内肛門・腹膜

関連部位：第１頸椎・第１、２、３胸椎・第4.5腰椎（前屈、立ち座り動作）・肩甲上部、腸骨（殿部、そけい部）

頭部前面と感覚：耳…聴覚

足指裏の圧診点：第１趾（親指）、指の根元から約１センチの位置

主な症状：咳の風邪、下痢・便秘、痔、大腸炎、耳鳴り、めまい（メニエル）、難聴、気管支炎、腹膜炎、肺炎、気胸、皮膚疾患（皮膚呼吸）、くしゃみ、鼻水・鼻炎、中耳炎

感情の陰陽：悲しむ - 快活　**色**……白　**味**……辛い

・心経・小腸経

所属器官：心臓・肺静脈・動脈血管・静脈血管・血液・大脳・小脳・脳下垂体・小腸・回腸・空腸・盲腸・虫垂

関連部位：第２頸椎・第５、６、７、８胸椎・股関節・肩関節・肩甲間部・上腕部・大腿部

頭部前面と感覚：顎関節・噛合点…体覚と動覚

主な症状：高血圧、低血圧、動悸・息切れ、胸が苦しい、心筋梗塞、心不、心房細動、不整脈、貧血、脳梗塞、虫垂炎、頭痛、頭重感、湯あたり、顎関節症、四十肩、肩関節周囲炎、背中がこる

足指裏の圧診点：第３趾、指の根元から約１ｃｍの位置

感情の陰陽：驚く - 不動　**色**……赤　**味**……苦い

・腎経・膀胱経

所属器官：腎臓・副腎・膀胱

関連部位：第３頸椎・腰部くびれ（第２、３腰椎部。傾き、ねじれの動作。寝返り、起床・就寝時の動作）頭部・肘・膝

頭部前面と感覚：鼻…嗅覚

主な症状：膀胱炎、クッシング症候群（副腎皮質ホルモン異常）、むくみ、腎炎、尿路結石、閉尿、咽頭炎、扁桃炎、肘や膝の痛み、鼻づまり、においがない、のどの風邪、冷え性、夜間尿、残尿感、抜け毛、がんこ、こだわり

足指裏の圧診点：第５趾、指の根元から約１センチの位置

感情の陰陽：憂うつ - 明朗　　**色**……黒　　**味**……鹹（塩辛い）

・心包経・三焦経

所属器官：仙椎・尾骨・卵巣・子宮・膣・卵管・尿道・睾丸陰茎・前立腺尿道旁管

関連部位：第４頸椎・仙椎・下腿部・前腕部・仙骨・頸部

頭部前面と感覚：上顎…触覚

主な症状：生理痛、生理不順、不妊症、不感症、卵管膿腫、子宮内膜症、子宮筋腫、卵巣膿腫、前立腺肥大、インポテンツ、ふくらはぎのハリ・つり、前腕部の痛み、運動神経の低下、頬骨下端の圧痛、上歯列の虫歯、上歯肉炎

足指裏の圧診点：第２趾と第３趾の関節面

感情の陰陽：恐怖 - 剛直　　**色**……赤　　**味**……苦い

・胃経・脾経

所属器官：胃・十二指腸・食道・乳腺・副甲状腺・甲状腺・骨・歯・唾液腺・膵臓（膵島）・脾臓・リンパ管・静脈管・リンパ液

関連部位：第5頸椎・第4、5、6、7胸椎・手・足・腹部・肩甲間部（背中）頭部前面と感覚：下顎…味覚

主な症状：胃炎、胃潰瘍、十二指腸潰瘍、膵炎、糖尿病、乳腺炎、下歯列の虫歯、甲状腺機能亢進症（バセドウ病）、甲状腺機能低下症（粘液水腫、クレチン病）骨粗しょう症、肩甲間部のハリ・痛み、腹部の痛み・胃のぼうまん感、手関節・足関節（やや末梢側）の痛み

足指裏の圧診点：第2趾、指の根元から約1センチの位置

感情の陰陽：考えすぎ - 活淡　**色**……黄　**味**……甘い

・肝経・胆経

所属器官：肝臓・眼球腺・鼻甲介腺・耳腺・足掌腺・手掌腺・足爪腺・手爪腺・頭髪腺・体毛腺・脇毛腺・発汗腺・尿・胆のう

関連部位：第6頸椎・第9、10、11、12胸椎、第1腰椎（背屈運動・頭の疲れ・手関節との関連）・顔面・後頭部・手指・足指・背（胸腰椎移行部）

頭部前面と感覚：目…視覚

足指裏の圧診点：第4趾、指の根元から約1センチの位置

主症状：肝炎・胆石・黄疸・皮膚疾患・眼精疲労、イライラ

感情の陰陽：怒る - 談笑　**色**……青　**味**……酸っぱい

からだのメッセージを読み解く活用例

「陰陽の六経」でからだのメッセージを読み解く活用例をご紹介します。

リクエストされた患者さまは看護師さんをしていて、主症状である目の症状ではなく、アトピー性皮膚炎が悪化したというので施術前の検査では、「陰陽の六経」もプラスした分析をしました。

観察法はできるだけ多角的な視点を持つ方が先入観や固定観念に陥らず「あるがまま」を「あるがまま」に知見することに繋がると考えます。

この方の主症状は、目に関する膠原病《こうげんびょう》で病院からは難病指定も受けています。膠原病もアトピー性皮膚炎も、免疫の過剰反応と言われています。このような診断を受けてくる方のエネルギーボディをバイオレゾナンス実践機でエネルジェティックな視点から調べると有害物質の負担を受けていることが多く、この方もそうでした。

まず、毒素を体外に排出するためにはからだに十分なエネルギーがあることが前提条件になります。この患者さまのお仕事は大変で、病棟勤務もあり、不定期で夜間勤務もあります。からだが回復する過程で、毒素を体外に排出する働きが起き始めたのに、夜勤などでエネルギー不足となり、からだのどこかに過重な負担がかかったものと思われます。解毒の器官は肝臓、腎臓、腸、血液、皮膚、リンパ、肺です。肝臓や腎臓で処理されるはずの毒素が多い場合は、皮膚を通して排出されますが、肝臓や腎臓に過重な負担がかかると、肺がより多くの解毒を担うことになります。

こういう情報を前提に「陰陽の六経」で検査・分析をしていきます。皮膚の症状は、肺経・大腸経と肝経・胆経で、目は肝経・胆経に関連しています。重複しているのは肝経・胆経です。

次にザ・ヤマサキ・システム施術前の検査に「陰陽の六経」の見方を追加して分析すると、右側の鎖骨上窩に圧痛、第一頸椎の右側にも圧痛、右足第一趾の根元にも圧痛があり、肺経・大腸経の体表の段区に皮膚の炎症があります。また胸郭がカチカチになって動きがなくなっていますので肺の働きにかなりの負荷がかかっていると思われます。

リアクターとヤマサキ・テーブルの施術によって「姿勢とからだの働き」を正し、施術後の検査でも「陰陽の六経」にチェックをしていきます。右側の鎖骨上窩の圧痛はなく、第一頸椎のズレも圧痛もなく、右足第一趾の根元の圧痛もなくなり、胸郭の可動性もだいぶ出てきました。

施術前、施術後の検査は、患者さまにもわかるように示しながら説明しました。

「陰陽の六経で見ると今回の皮膚の症状は、肺経・大腸経の問題なので、呼吸器に負担がかかって胸郭がカチカチです。これ以上カチカチになると咳が出たりします。同じくらい大腸にも負担がかかるから、下痢や便秘になりやすいです。それから肺経・大腸経は耳にも関係があるから、めまいや難聴にもなりやすいです」

するとご本人から、びっくりしたように、「先生が説明してくれた症状は、全部経験しています」というのです。風邪を引くと咳が出て、ひどくなるとめまいも出て、便秘もひどくなるそうです。

施術後には、からだが軽くなり、呼吸が楽になり、目も明るくなったとの感想です。

さらに「肺経・大腸経にかかっている負担は、目の疾患と関係のある肝経・胆経の働きが悪いのが原因で、それは有害物質がまだ排出しきれていないので、肝経・胆経での解毒が間に合わなくて、肺経・大腸経に負荷が起きたのです」と説明しました。

このあとバイオレゾナンス実践機でハーモナイズしてエネルジジェティック・ブロッケードを解いていきます。バイオレゾナンスを導入する以前は、たとえば肺経・大腸経のブロッケードを解くための方法として、白くて辛い食べ物、たとえば白菜キムチを食べるように勧めていました。

この方の場合は、肝経・胆経の負担が大元の原因ですから、酸っぱくて青いもの、ブルーベリーです。目によいとされているブルーベリーは、肝経・胆経の働きを助けて、目に良いとも言えるのですね。

ただ一年中、新鮮なブルーベリーを食べられるわけでもないし、ブルーベリーばかり食べていると栄養が偏って違う問題が起きてしまいます。

色や味も周波数です。ですからエネルジェティックな負担を解けばよいので、滞りのある周波数をバイオレゾナンスで解除すればよいのです。

このように「陰陽の六経」はからだのメッセージを読み解く方法としてとても便利ですが、解決する方法は、コンピュータテクノロジーを応用した最新の機器でやったほうが早くて正確で手間もかかりません。しかし「陰陽の六経」は、ホントによく観察されているので、ジグソーパズルを解くような作業になりますが、ぜひともご自分やご家族の既往歴と照し合せてみてください。すると大元の原因がどの経絡なのかわかると思います。

色や味でもエネルジェティックなブロッケードが解けますので、対応する食べ物を食卓に並べたり、対応する色の下着やシャツを身につけても良いのです。

バイオレゾナンスの科学的検証

パウル・シュミット式バイオレゾナンスは1970年代にドイツの発明家パウル・シュミットによって発明された健康法です。現在世界46か国でパウル・シュミットのバイオレゾナンス実践機が使われていて、年間で1000万人くらいの人がパウル・シュミット式バイオレゾナンスのトリートメントを受けて成功を収めています。

先にも触れましたが、私たちのからだは目に見えて触れることのできる肉体と、目には見えない触れることもできないエネルギーのボディから成り立っているとパウル・シュミットは考えていました。

事故などで手や足を失ってしまった部位に痛みを感じる症状を「幻肢痛《げんしつう》」と言いますが、パウル・シュミットは、肉体はなくなってもエネルギーボディは存在するので痛みを感じることもあると言います。幻肢痛はとても厄介な難治性の痛みです。見ることも触れることもできない、失ってしまった部位の痛みですから、肉体に働きかける治療法では対処できないのです。しかしエネルギーボディに働きかけることができれば治療もできると言います。私の拙い臨床では、まだ幻肢痛の方には出逢いませんが、エネルギーボディにアプローチするパウル・シュミットのバイオレゾナンスは役に立つと思います。

創傷治癒を助ける

大工さんが電気ノコギリで指を切断してしまったら、すぐに外科手術で接合しもらい、その後バイオレゾナンスでハーモナイズをすると治りが極めて速く、しかもきれいに治癒すると言われています。バイオレゾナンスの実践機が肉体とエネルギーボディの両方にエネルジェティックに働きかけるからです。

接骨院は運動器といって、捻挫や脱臼、靭帯損傷など関節のケガ、肉離れや打撲などの筋肉の損傷、骨の損傷を伴う骨折などの手当てが専門です。ザ・ヤマサキ・システムで姿勢とからだの働き、捻挫などを適切に処置して、その後にバイオレゾナンスでハーモナイズをするのはとても役に立ちます。

骨折の治癒期間は、骨折の状態や患者さまの年齢、健康状態などに左右されますが、グルトの骨癒合日数を参考にすると良いと学校では教わります。

2指3中肋4鎖5前腓6上（腕）7脛8上顆10大腿12大頸というように覚えます。

例えば「4鎖」は鎖骨骨折の骨癒合もしくは機能が回復する目安は4週間という具合で

す。あくまでも私の感想ですが、適切に処置をしたあとにバイオレゾナンスのハーモナイズをするとグルトの目安よりも20〜30パーセントほど速く治癒しているように感じます。

治癒期間の助けるになるだけでなく、難しいケガの回復の役に立って助けられたという経験があります。

小学校の頃からクラシック・バレエに打ち込んでいて、ザ・ヤマサキ・システムで定期的なメンテナンスを受けている男子で、ケガをした当時は大学生になっていました。大学生までバレエを続ける男子は極めて稀で、パドゥドゥーといって男子と女子が組んで一緒に踊る王子役でも大変忙しく活躍していました。

王子役の彼は、お姫様役の女子をリフトした際に女子の体勢がずれてしまい、しかし落とすわけにはいかないので両手と全身で踏ん張って支えたときに右手の小指を痛めてしまいました。舞台の本番中だったし、痛みも感じなかったようで、舞台が終わるまで事の重大性に気づかなかったそうですが、右手小指の第一関節が反対側に曲がった状態で自動的には屈曲できなくなっていたのです。

整形外科では「腱性マレットフィンガー」との診断で、装具で固定する処置をしてもらいました。

マレットフィンガーとは、指の第一関節が木槌のように曲がって自動的には伸ばせない状態ですが、彼の場合はそれとは逆で、屈筋腱の断裂が原因で、反対側に折れ曲がったような状態でした。とても珍しく完治が難しいケガでした。

腱性マレットフィンガーは8週間ほど装具で固定して安静にする保存療法が基本です。この場合はケガをしてしまった指の関節を少し曲げた状態で固定して回復を待つのですが、彼はいくつかの本番を控えていて、代役もいない状況でしたから、安静にもできず固定も外して本番に向けてのレッスン、そして本番の舞台もこなす覚悟でした。そんなことでは腱性マレット指を治すのは難しいと整形外科の先生に言われ、相談に来たのです。

私も整形外科の先生と同じ考えでしたが、小学校の頃からの彼の真剣な取り組みを長いことずっと見てきましたし、代役を立てられないことも承知していたし「治してほしいけど、治らなくても使命を果たす」という彼の決心もわかりました。何よりもお姫様役の女子が、幼少期からどれだけの時間レッスンしてその日を迎えるのか、彼はもちろんのこと私も知っていました。

「わかった。治るかどうかはわからないけど、やれることはすべてやっておこう」と次のことを提案し、彼に実行してもらいました。

その日の施術はザ・ヤマサキ・システムで「姿勢とからだの働き」を適切に処置して、その後にバイオレゾナンスのハーモナイズも受けてもらいました。新鮮なケガはできるだけ早く適切な処置を続けることが重要ですが、彼はその当時、神奈川県に下宿していたし、バレエの本番に向けてのスケジュールが立て続けに詰まっていたので通院での治療は無理でした。そこで次の三つの提案をしました。

一つ目はレッスンや本番以外の時間帯は、整形外科で処方されたシンスプリント装具をつけること。二つ目はバイオレゾナンス・デバイスを持つこと。これはデバイスを軽く握るような形で、緩いサポーターを使って弱く当てる方法を提案しました。

そして三つ目はハーモナイズの際に作成したタブレットを1日3回、舌下で溶かして食してもらうことです。これは乳糖という成分でできた情報を転写するための食品で、ホメオパシーのレメディーのような働きをしてミニハーモナイズの役割を果たすと考えられています。通院できない人のためにとても有効です。

彼が次に来院したのは、ちょうど1か月後でした。1か月後の次の本番に向けてメンテナンスをしてほしいとのことでしたが、右手の小指のケガはきれいに治っていたのです。

私の提案を彼がしっかりと実践してくれたおかげなのですが、正直ホッとしました。バイオレゾナンス・デバイスを持ってもらったことも役に立ったのではないかと思います。

バイオレゾナンス実践機の効果と科学的検証

近年、現代の科学に軸足を置いたパウル・シュミット式バイオレゾナンスの効果の検証も行われています。以下にその一例をご紹介します。

それは、バレエダンサーの彼の手に持ってもらったバイオレゾナンス・デバイスに関する査読付き研究論文です。難しいケガの回復に役に立ったのではないかと思う理由です。

この研究チームを率いているのはローマのサンパウロ大学教授も兼務されているレヨネックス財団法人のディートマー・ハイメス氏です。ハイメス氏はパウル・シュミット式バイオレゾナンス実践機の開発や構想に古くから携わり、とても役に立つアイデアを盛り込んだ新たなシステムを次々に送り届けてくれています。

私はパウル・シュミット式バイオレゾナンスのセラピストを養成する5日間セミナーの講師をしておりますが、この養成カリキュラムを作成したチームを率いたのもハイメス氏です。ですからこの研究についての過程は、ご本人から直接聞いていたので、バイオレゾナンス・デバイスが、創傷治癒を促進する可能性があることも知っていました。

私は、この養成カリキュラムをドイツのパウル・シュミットアカデミーで習得したのですが、この期間、ハイメス氏はもちろんのことドイツ振動医学推進協会のヴィンフリート・ジモン氏にもあらゆる面でサポートしていただきました。

ジモン氏は薬事コンサルタントの立場からドイツ振動医学推進協会に携わっており、経済学博士でもあるので〝ドクター・ジモン〟と呼ばれています。

このドクター・ジモンは日本が大好きで、数冊の本の刊行を通じてパウル・シュミットのバイオレゾナンスを伝えてくれています。

本書を書き始めた頃、ドクター・ジモンの最新刊『「原因思考」の健康改革』が刊行されました。とても簡潔に、わかりやすくパウル・シュミットのバイオレゾナンスについてまとめられています。これ以上、わかりやすく簡潔に書くことは難しいとさえ思いました。ですので本書ではヒューマン・アップグレード・システムで採用している「生活習慣と環境」に関する事項は、ドクター・ジモンの本を一部引用しました。

パウル・シュミットのバイオレゾナンス全体像を知るためには、ドクター・ジモンのこの本『「原因思考」の健康改革』を参考にされることをお薦めします。先の査読された研究論文もこの本に載っています。

ヒューマン・アップグレード・システムの効果とその実例

本書の最後に、私のクライアントさんの評価を掲載したいと考えました。

そこで数名にお願いしたところ、数多くのお手紙をいただきました。その中から、お名前の許可をいただいた方のものを数名ご紹介します。

大学の学友だった故佐々木正君のご母堂・佐々木康子さん

私どもの息子と同級生の岩瀬さんにはじめてお会いしたのは、まだ二人が東洋大学印度哲学科の学生だった頃、突然、自宅の玄関先でお会いしました。

大学でケイレンを起こした障がいのある息子に付き添って自宅まで送って来てくれたのです。一見して、やさしく、とても強い人だと思いました。

当時、岩瀬さんは働きながら通学しておりました。さらに愛泉導院というところで、身体の探求もされていたとのことです。

息子は難病を抱えており「生命とは？」との命題をもち、仏教発現の地である印度の哲学に興味をもって故菅沼晃教授のご指導のもとサンスクリット語の原書を読み解きたく、博士課程満期まで東洋大学に在籍したような志の強い子でした。

障がいのある息子が後に、森章司教授のご指導を受けることができる「親鸞思想研究会グループ」

の会長になり、充実した学生生活を送れたのは、岩瀬さんの深くあたたかい支援があったからだと感謝しています。岩瀬さんは多くの仲間からとても信頼され、常に前に果敢に進む人です。その岩瀬さんは森章司教授のご指導のもと、「仏教」の優秀な卒論を書き上げ、大学から優秀賞をいただいたと聞いています。

私共は、彼の人間性・エネルギシュさを信頼しています。彼は大学卒業後、柔道整復師の資格を得て治療の専門家になられ茂原で開業されました。

息子は、あまりとも言える難病に力尽き、40才で逝ってしまいました。私共は、大学時代の親友の岩瀬さんに弔辞をお願いいたしました。ありがとうございました。

なんと、2年前、夫が突然足をつっぱらせたとき、私は岩瀬先生を思いだしました。彼ならなんでも相談にのってくれるだろうと。やはり正解でした。

現在、身体のバランスに気をつける指導と施術を受けながら、夫は安心してフルートを吹いております。いわせ接骨院の治療室で響くこともある佐々木真のフルート（CDではありますが）、お聴きいただけることもあろうかと存じます。

誠実な岩瀬さんが生み出す共鳴の場が拡がっていくことと思います。

「ガンのオペ後のアフターケア」椎名隆さん

「いわせ接骨院」に通い始めてちょうど5年。その間、岩瀬先生には、私の身体の治療・ケアをしていただき、ありがとうございます。あらためて感謝申し上げます。

私は、平成29年8月に大腸内視鏡検査により直腸がんとの診断を受けました。

その年の10月に仕事を休職し、旭中央病院に入院して腹腔鏡手術による施術でがんを取り除きました。その後、同病院での通院による投薬治療を半年行いました。約11か月の休職期間を経て平成30年10月に職場復帰をしました。

退院後は、口にするものは、柔らかいごはんやうどん、味の薄い野菜スープ、ヨーグルト等、消化の良いものを選んで食べておりました。体重は手術前より10キロ程度減り、投薬治療の後遺症による痺れなどもあり、また今後の再発等の不安も拭えず、悶々とした日々を送っておりました。治療も終わり、今後の体調維持のために何かないかと考えていた、そんな時、知人から「いわせ接骨院」を紹介されました。「なんでもいいや。騙されたつもりで行ってみるか」と茂原までの往復3時間の一人ドライブを始めました。

通い始めた最初は、「なんだろう、この施術？　大丈夫？」

正直このような感想でした。しかし、一つだけ共感できたのは、先生の「外科医療は悪いものをとるだけですが、この療法は悪いものができる原因をつぶす（予防する）というものです」。そのひと言でありました。

受診当初は、週一回のペースで通っており、大変なはずなのに、なぜか足が向いてしまう。身体（脳？　骨格？）が欲しているのだと思いました。

実際、1年近く経っても外に飛び出していた手術のナイロン糸も、施術が始まってしばらくしてから皮膚の中に吸収されたり、ケロイド体質の私の傷（何十年前の手術痕。赤くテカテカに盛り上がった傷跡）も、数か月できれいになったり、その効果を身をもって体験いたしました。

「いわせ接骨院」はただの接骨院ではなく、「からだの構造と機能」を整えるという療法。みな誰もが背骨や頸椎などが歪曲しており、「ストレートネック」とか「背骨の歪曲」があるそうで、この体の構造（体軸）が正常でなくなると、からだの働き（脳からの指示機能や調整機能）が失われ、さまざまな症状（病気）が現れるとのこと。それを施術で構造を正し、自然治癒力を引き出し、痛みや機能低下を回復に導くというものとのことです。

身体の疲労による痛みも、施術後には消えてしまい、いつも不思議な気持ちで施術後の時間を送っております。また、身体の不調な部分をすぐわかっていただけるという安心感もあります。

現在は月1回のケアということで、体の状態維持をお願いしておりますが、治療を行った日は、体も軽くなり、気分もリフレッシュされます。帰りにはおいしいものを食べながら遠回りして帰ります。この日ばかりは、自分へのご褒美も兼ねて、月一回の遠足を楽しんでいます。

追伸、先日、職場の管理職の会議（40人程出席）において、「いわせ接骨院」についての話をさせていただきましたが、短時間であったので理解してもらえたか疑問でありました。この度、岩瀬先生におかれましては、治療についての本を執筆されるとのこと。これを機に多くの方々にこの治療を知っていただければと願っております。

岩瀬先生、引き続き身体のケアよろしくお願いいたします。

「三世代でいわせ接骨院のクライアント」五十嵐圭子さん

これまで、私たち家族が治療していただいたことですが、文字に起したことがなかったので、この体験が何かお役に立てればと思います。

私が岩瀬先生の修行していた、西所沢の愛泉道院に初めて訪れたのは、平成4年春頃のことでしたでしょうか。

前年の12月に長男を出産して、初めての育児にあたふたしてました。男の子は骨太でと言いますが、ずっしりして歩けるようになる前の成長する息子のだっこが辛くなり、お尻あたりに痛みが出てしまうようになりました。（5キロ位でした）

7才下の実妹が県立所沢商業高校の野球部のマネージャーをしていました。顧問の高鍋監督が、選手の身体のメンテナンスに通っているところが、いろいろな人が来ていて、みんな良くなっている、一回行ってみると良いからと、勧めてくれました。

当時は予約ではなかったので、父にその頃の住まいの元加治からきてもらって、車に乗せて貰い母には置いていけない息子（母乳もあり）をあやして貰いながら、それでも、歩くと痛みが出るので、そろそろとしか歩けませんでした。

靴を脱いで入ると、道場のような広々とした大きなお部屋にお香の香りがしました。問診票を書きましたが、何と書いたか覚えていません。

因泥院長先生が診てくださいました。お産の後の骨がずれてしまって、痛みになっている、恥骨が戻っていないのが原因です。身体の真ん中が痛くて歩けないのが、わかったのです。

施術後、身体がしゃっきりします。手と足の温浴をすると心地よい汗もでて、身体もぽかぽかします。何回かで痛みがすっかり出なくなりました。成長して大きくなった息子（1才で12キロ）もだっこできてしまいます。

背骨や骨盤の調整は初めてでしたが、身体のすっきりするのには驚きました。

治療の反応と言うのでしょうか。余り身体が疲れすぎていると、治療の後、すぐに動くことができません。２階の和室で少し横にならせていただいてから帰る時もありました。逆に治療していただくと来た時の倍ぐらい元気になるときもあります。その時の、自分の体調を知ることができるようになりました。

息子が１才４ヶ月で、高熱を出し、解熱剤を使いましたが、痙攣を起してしまいました。１日で４回起きてしまい、清瀬市の小児病院に即入院となりました。診断は髄膜炎。退院しても、これからずっと薬を飲まなくてはいけません。

このお医者さんの言葉に、私は親として、子どものお世話に自信がありませんでした。

愛泉道院に相談すると、いちど診させてくださいと、因泥院長先生がおっしゃってくださいました。首の後ろの水が滞っている。施術してみましょう。

大人用の施術台によじ登る感じで乗り、施術を受けます。横向きに首を、うつぶせに背中を調整しているように見えました。

終わると帰りの車では、チャイルドシートで、ぐうぐうと寝てしまいます。寝起きはとてもすっきりした様子で機嫌良く遊びはじめます。

家では、１日２回位で足湯をしました。38度から40度で５分くらい。小さい息子でも飽きずに続けられました。寝かせる時の鎖骨の辺りと首の後ろを抱えるようにして手当てで、温めてあげること。昼寝でも夜寝る時でも嫌がらず気持ち良さそうでした。次はいつ頃きてください。との先生の見立てで、通っているうちに、入院したとき減ってしまった体重も戻りました。

もう大丈夫ですよ、と院長先生から言っていただいたのは半年位たった頃でしょうか？　その後の調整は、当時修行中の岩瀬先生がしてくださいました。

首を、治療できるのは因泥院長先生と修行生の中では、岩瀬先生おひとりでした。

幼稚園年齢を過ぎて、小学校の頃には、原因は取り除けているとのことで、痙攣の発作はもう起きないでしょう、と言っていただけました。目の前の道が明るく照らされたような不思議な嬉しさでした。

息子は、今年32才になります。これまで熱がでた時、風邪、インフルエンザ、コロナの予防接種、コロナウィルス（オミクロン株）などに感染しましたが、1回も発作は起きていません。授かった息子を薬漬けの人生にしないことができました。親として本当に感謝です。

下の娘の妊娠中にも施術台に乗れる時まで、体調を整えていただきました。お産の後の骨盤も整えていただいて、最初のお産の後の辛さは無かったと記憶しています。

岩瀬先生が、修行を終えて、ご実家のある茂原に戻り、ご自身で開業されてからは、実妹に連れていって貰ったのが最初だったでしょうか。周りが水田もあり、開けている場所のいわせ接骨院は、ひのきの香りがして、とても爽やかです。修行されていた愛泉道院のような広々したつくりでした。いわせ接骨院は、場づくりもされていて、いるだけでも癒されます。

本当に不思議と体調が整うのには、体験しないとわからない施術ばかりです。岩瀬院長は、ずっと研究されていたのだなと実感しました。波動や、気、身体に与える食べ物、飲み物の影響などのお話しをすでにその頃聞かせてくださったと思います。空中にさらさらと舞う波動のお塩は、我が家の常備となっています。

娘が大学に入って、二十歳も過ぎた頃、一緒にいわせ接骨院に行ける時ができました。新たに、バイオレゾナンスとの出会いがありました。すると、岩瀬院長から、かなり体調が辛いのではないか？と、言い当てられてしまいました。

はっとしました。その頃、実父を看取り終え、50を過ぎて、気管支喘息になっていて、背中から腰にかけて輪切り状に痛みが走ることがあったのでした。しかし、掛かりつけの呼吸器科のお医者さんには、喘息のせいではないから整形外科的なものと湿布かモーラステープで紛らしていました。何となく年のせいと諦めていたのです。

原因は血液の変性でした。身体が酸性に偏っていること。電磁波、放射能、水脈など、環境も影響していると。

岩瀬院長から勧められて、2サイクルの治療で、すべてのブロックが取れています、と言っていただけました。なぜか気管支喘息も薬が減っていたのです。

何とも世界観が変わる治療に驚きました。私は死生観の変化も、自分の身に実感する出来事になりました。

それから、さらに10年近くが過ぎようとしています。昨年、コロナの予防接種のあとの副作用が酷くて、3回打ちましたが、高熱と筋肉の熱感やだるさ、食事が取れずなどで、寝込んでしまいます。4回以降は怖さで打てません。コロナの終息に伴い、やっと、いわせ接骨院に行かれるようになりました。バイオレゾナンスは、さらに進化していて、時間も短くなりました。

我が家にも、バイオレゾナンス実践器を1台迎えることができたので、グリーンカードを作っていただき、家でも家族がそれぞれの時間メンテナンスできるようになりました。

まだ使い方が未熟なので、これからもどうぞよろしくご指導ください。

「リウマチ歴20年、痛みからの解放」西村いづみさん

【リウマチの略歴】

2001年頃に発症。

2005年、精神的ストレスのない環境になり、寛解。

2012年、精神的ストレスが強く、再発。初めてリウマチの診断を受け、投薬開始。

2013年、副作用に耐えられず、投薬を中断。

2016年、歩くのが不自由になり、再度リウマチ投薬を開始。

2017年、改善の兆しがなく、投薬を中止。

2019年、歩くことができないまでに右足首の炎症が悪化。杖を使用したため、手や肩の炎症が悪化。

2020年、徐々に演奏ができなくなる。

2021年、更年期と重なり、全身の症状が悪化。

2022年6月、いわせ接骨院に初来院。


【岩瀬先生との出会い】

「アトリエ・ヤナギサワ」フルート工房へ出向いたのが、2022年の6月末のこと。柳澤ご夫妻が、演奏ができない私を案じ、良い治療院があるから、とご紹介くださったのが、いわせ接骨院。

それまで散々、治療院ジプシーをしてきた自分なので、お世話になっている柳澤さんの紹介でなければ、行かなかったと思うし、通い続けられなかったと思う。

顔で笑って心で泣いてた、あの頃。一挙手一投足ごとに痛む手と足を、無理やり動かし、悲鳴を噛み殺し、痛みをかばいながら、なんとか日々をやりすごしていた。

心も体も限界まで来ていたし、自己治癒力も全く働かないところまで疲弊していた。放っておけば、ただただ老いて、動かない身体を引きずっていたかもしれない。

当初、治療院の引き戸を開けることも難儀だったし、上がり框からスリッパに履き替えるのにも手間取って、受付で名前を書くと、ミミズが暴れてるような字しか書けない。

施術着に着替えるのに、手も肩も痛くて動かないので、時間がかかって仕方がなかった。それゆえ、治療の際も青白い顔をして、ほとんど口も利かず、予想外の出費ばかりを気にかけていて、これで効き目がなかったらどうしてくれるんだ、なんて思っていた。

それからわずか一年後。先生もびっくりするくらい、さっさと歩いて、さっさと着替えて笑顔で談笑できるまでに回復したのだ。靴を履くことすら大変で、15センチずつしか足を前に出せなかった私は、大股で歩けるようになった。長いこと不自由にしていたので、リハビリに時間がかかっているけれど、階段の上がり降りもスムーズにできるようになった。

箸を持つにも苦心していた私が、バケツに水を入れて運んだりもできるまでに回復した。手の変形があるため、自由には演奏できないが、日に日に、以前の状態を取り戻してきている。

一般に慢性関節リウマチは不治の病であって、強い薬を使って何とか悪化を防ぎながら一生痛みと付き合っていくしかないと言われる。しかし私はこのとおり、薬を飲まずに、痛みから解放され、改善に向かっている。たったの一年で、別人のように元気になった。

これが奇跡でなくてなんであろうか。

生きることがつらかった日々から解放されたのだ。本当に命拾いしたと思っている。

【波動テスト（パウル・シュミット式バイオレゾナンス）とハーモナイズ】

治療に先がけて、全身の状態が波動テスト（パウル・シュミット式バイオレゾナンス）によって明らかにされた。診断の結果を先生が読み上げ、それを助手の方がPCに入力していく。それをもとに、トリートメント・プログラム（ハーモナイズ）が作成される。

私の場合、あまりにも項目が多く、解析に1時間くらいはかかっただろうか。先生がへとへとになるくらいの量があった。測定によると、私は生命エネルギーが枯渇してしまっていて、このままでは寿命が縮んでしまう状態。自己免疫不全（リウマチの原因）代謝異常、栄養不足、血液寄生虫、食物アレルギー、重金属アレルギー、カビ、ハウスダスト、エレクトロスモッグ、ジオパシーによる負担、等々。チャクラ（経絡）も全部閉じていた。

通常であれば4～5回分で済むところ、私は上記の項目をクリアするために60分×15回分ものトリートメントを要すると言われる。

15回のトリートメントと並行して、サプリメントの摂取と食事制限をするよう勧められる。

2年以上前からプロテインによる栄養療法を試み、体調は改善したものの、痛みや腫れの症状自体は治る気配がなかった。というのも、私の体では代謝異常が起こっており、栄養を吸収できていなかったらしい。また、ビタミンやミネラル不足により身体が酸性に傾いていて、体内環境が悪い状態が続いていた。正しいタイミングで、継続的にサプリメントを摂取する事で、体内環境をアルカリ性に整えていったことで、劇的に快方へ向かう大きな手助けとなった。

他の栄養素と中和されないようにするには、食前に摂るということも必要となる。ビタミンとミネラルは同時に摂取すると中和して互いに打ち消しあってしまうそう。

私は、いろんなサプリメントを食後に一度に口に放り込んでいたが、それではあまり役に立っていなかったということになる。さらに、小麦や乳製品など15品目は、食物アレルギーのため摂取を控えるよう言われる。波動調整が全て終わるまで1ヶ月半くらい、この修行は続けられた。しょんぼり&腹ペコの日々を送っていた。

先生に何を食べていいかわからないと言ったら、それもいいじゃないですかと言われる。4キロくらい体重が減ってげっそりしてしまった。すべてのハーモナイズ・プログラムが終わり、食事制限が解除になったころから、若干身体が楽になってきたような感じがした。


【ヤマサキシステム（旧バイタルリアクトセラピー）の治療】

顔の骨に器具を押し当て、機械で振動を与えるという治療なのだが、私は勝手に「デコピンマシン」というあだ名をつけて呼んでいる。

とにかく最初はめちゃくちゃ痛い。それどころか、施術台に乗るのも一苦労だった。そして一か月くらいは全く改善している実感もなかった。

2か月目に入ると、目には見えないレベルながらも、若干の回復を感じていた。しかし今度は、全身の筋肉が悲鳴を上げ始める。何年も痛みをかばって力を入れていなかった、ありとあらゆる筋肉が、順番に筋肉痛になった。人間にはこんなにも多種多様の筋肉があるのか、と驚いてしまうほど。それも、夜、寝ていても目が覚めるほどの痛み。いつまで続くのだろうと気が遠くなる。

ところが、一週間もすると、筋肉痛の位置が変わっていくことに気づいた。手や足の末端から、体幹へ向かって痛む位置が移動していくのだ。そこにひとすじの希望が見える気がした。少しずつ、身体に力が入るようになっていった。知らずと無理をしていてまた傷める、ということを繰り返していたが、半年もすると、目に見えて、できることが増えていった。

車の乗り降り。サイドブレーキをかける。ハンドルを切る。調味料のふたを開ける。野菜の皮をむく。買い物かごを運ぶ。鍋を洗う。洗濯物を干す。スマホを片手で持つ。洋服の脱ぎ着。風呂の出入り。髪の毛や身体を洗う。ドライヤーを使う。膝を伸ばして寝る。寝返りを打つ。

それまでできなくなっていた日常生活を、徐々に取り戻していったのだ。

最初に岩瀬先生に身体を診てもらった時には「これはしんどい……」と絶句されたほどだった。背骨が腫れている、体中が炎症している、と……これで楽器を吹いていたなんて信じられないと。

私も治ってきて初めて、演奏はおろか、日常生活でどんなに不自由していたのかが自覚できるようになった。

今、奇跡が私の体には起こっている。先生も驚くほどに回復した。痛みや疲労を感じる頻度や程度も減った。関節が腫れあがり、楽器が構えられなくなって、泣きながら後悔したあの日も、足をひきずりながらステージに上がったあの日も、この奇跡の生き証人になるために訪れたことだった、と信じてやまない。

毎朝、鏡の中の青ざめた自分を見つめ、ただ「歩けるようになりたい。」と、願い続けた日々は、無駄ではなかった。その願いは、叶えられたのだ。幸せで仕方ない。

岩瀬先生には、いくら感謝の言葉を並べても足りないから、これからもっと回復していきたい。それが最高の恩返しになると信じて。

「人間にしてくれたバイタルリアクト」稲田彩さん

「この身体でよく生きてたね〜。レゾナンスやってなかったら死んでたよ。やっぱりすごいんだな、バイオレゾナンス」

無邪気な笑顔で岩瀬先生はそう言った。

初めてバイタルリアクト（現在のザ・ヤマサキ・システム）を経験した時、私は「肉体的」にはボロボロだった。

岩瀬先生の言葉を借りるなら「宇宙人」。なにせ、首はストレートネック通り越して「逆反り」・背骨も逆に曲がってしまって「圧迫骨折」寸前と人間の骨の構造と逆になっていたそうな。

そんな当時宇宙人の私ですが、岩瀬先生の施術を受けるまでは身体には結構な自信があった。自信をつけてくれたのは「バイオレゾナンス」。

2010年に森の診療所に出会ってから心も身体も「健康」になった。カゼを引きにくくなった、病院に行く回数が減った。ここ10年、定期通院以外で病院にかかったのは片手で数えられるくらい。いわゆる「かぜ薬」は10年以上飲んでいない。そして何よりも変わったのは「病気に対しての恐れ」。

2020年の世界的パンデミックの際も我が家は至ってフツー、落ち着いたもんでした。

周りへの配慮のためにマスクはつけていたけど、他はほとんど変わりませんでした。だって自分だもん。バイオレゾナンスあるもん。森の診療所っていう心強い駆け込み寺があるもん。

世界的パンデミックも私にとっては「ただの感染症」でしかない。だから恐くない。恐くないから、人を怖がることも攻撃することも批判することも避けることもなく今日まで変わらない生活を送れている。だけど、以前の私には考えられない姿だなと思う。そう、バイオレゾナンスと出会う前の私には。

私は子供の頃から結構な大病を重ねている。臓器の幾つかはないし、全身麻酔の経験もおそらく人並み以上だと思う。20代後半からだんだんと寝込む頻度が上がっていた。33歳の時、乳がんの告知を受けた時は自分の健康を諦めかけたものだ。そんな頃、バイオレゾナンスと出会った。過去の病歴や生活習慣をズバズバと言い当てられ、それまでの原因不明の症状の原因がわかった。半信半疑ではあったが、言われた通りに治療を受けると症状の「8割」が消えた。寝込む頻度も月に4回だったのが年に1、2回になった。

「病気には必ず原因がある」「原因がわかれば不安が消える」「原因を取り除けば身体は勝手に元気になる」

そう気づいた私は、病気に対しての不安がなくなった。自分の身体に点数をつけるなら「100点」。健康維持のためにバイオレゾナンスを自宅でも実践するようになり、自分や家族（ネコ含む）がどんどん元気になっていく姿をみて「この世界を世に伝えたい」と思うようになった。

原因不明の症状に苦しみ、不安に包まれていた過去の私のような人に光を差したい。

人生の使命感のようなものに駆られ、バイオレゾナンスの「セラピスト養成講座」を受けることにした。そこで出会った岩瀬先生である。そして、ひょんなことからいわせ接骨院に遊びに行った。

「せっかくだからちょっとやってあげるよ。」と、10分程度岩瀬先生の施術を受けてみた。

これが「バイタルリアクト」との出会い。この時の感動は今でも忘れない。

施術後すぐにわかったこと・右に下がっていた「目」「頬」「肩」の位置が元に戻った。

そして家に帰ってからわかったこと・夕方になっても足が浮腫まない・鏡に映った自分のシルエットが変わった・健康のために続けているヨガでバランスが取りやすくなった。

「まだ私にも変われるところがあるというのか？」

そこからバイタルリアクトにハマり一年。施術を受けたのは5回。宇宙人からスタートして、恐竜になり（やっと地球の生物に昇格！）、そして今は現世の生命体になった！

自分でもはっきりとわかるくらい身体のシルエットが変わった。巻肩で隠れていた鎖骨も今ははっきりと見える。呼吸もしやすい。首も長くなった。ほとんど後ろに反らなかった首も、今では先生に笑われるくらい後ろまで見える。「宇宙人」だったあの頃。私の健康のピークを生きていると思っていたあの頃。１００点だと思っていたあの頃。実はまだまだ「伸びしろ」があったのだ。

私の健康をなんとか保ってくれていたバイオレゾナンス。

傾きかけた家。構造は変えられないが、内側をせっせとお手入れして風通しをよくしてくれているバイオレゾナンス。だから私は生きてこられた。そして、家の構造自体を治せば根本から立て直せる。

健康の最高地点はもっと高いところにある。それを教えてくれたバイタルリアクト。

「あやちゃん、本当に元気になったね。嬉しいよ」

そう言ってくれる岩瀬先生の言葉通り、私はいま人生で最高に元気である。そして、今後もアップデートされていくんだろうなと思う。そんな明るい未来を見せてくれるバイタルリアクトに、バイオレゾナンスに、岩瀬先生に、森の診療所の医師、森先生に心から感謝申し上げます。

先生、どうもありがとうございます！

「ヒューマン・アップグレード・システムを継承したい」高野桂輔さん

岩瀬先生と私との出会いは、２０２１年11月のバイオレゾナンスセラピスト養成5日間セミナーに参加した際、講師と生徒としてが最初でした。

バイオレゾナンスセラピスト講習を受講しようと思い立ったのは、我が家のワンコ（ビーグルの男の子で名前は「グリ」）と関係があります。

小さい頃は医者になりたいと漠然と思っていたのですが、その気持ちはずっと封印してきました。時は流れて２０１４年（当時自分は43歳）に我が家のワンコ（グリ）が肥満細胞腫（いわゆる癌）でバイオレゾナンスを使用している獣医の先生に診ていただきました。結果的にはワンコを救う事は叶わなかったのですが、いずれはバイオレゾナンスで病気を癒す道に進もうと思い、封印してきた思いを解放すべく50歳を機にこの道に進むためＩＴエンジニアの会社を退職しました。

バイオレゾナンスを使用したトリートメントを行うために特に資格は必要ないですが、基本的な身体の構造（解剖学）や身体の生理（生理学）の知識を勉強したいと思い、柔道整復師（接骨院の開業権がある医療系国家資格）の専門学校に通うことにしました。

この決断が、後に岩瀬先生の元でザ・ヤマサキ・システム（旧バイタルリアクトセラピー）の習得を目指す際に必須となる医療系の国家資格にリンクするとは夢にも思いませんでした。

話は変わりますが、40歳くらいの頃に知り合いの整体の先生から、脊椎に問題があるので、早めに治した方がいいよ、と言われた事がありました。その先生には治療をする？　とは聞かれなかったため、ご自身では治せないと思っていたのかも知れません。

この指摘で思い当たるのは、小学2年生の時の交通事故ぐらいでした。この事がずっと気にはなっていたのですが、とくに自覚症状がなかったので放置していました。しかし、柔道整復師の専門学校に通い始めると、講師の先生から肩関節の可動が悪い等の指摘を受けることがあり、脊椎も含めて本格的に骨格を治すことを考えないといけないな、と思うようになりました。また、卒業後の進路を考えた時、一般的な接骨院に就職しても自分が向かうべき方向性と違うと強い違和感を覚え始めていました。その時に思い出したのが、バイオレゾナンスセラピスト講習で講師をされていた岩瀬先生でした。

いわせ接骨院での治療で、バイオレゾナンスともう一つの柱となっているザ・ヤマサキ・システム（旧バイタルリアクトセラピー）の骨格を治す技術を習得したいと思うようになりました。

早速、岩瀬先生の元で技術を学びたい旨を申し込みましたが、当初反応があまり良くありませんでした。後でわかったことですが、岩瀬先生は、この歳（当時52歳）で修行に入っても上手くいかないと思われていたそうです。でも自分はここでめげずに、ではまずは骨格の治療を受けながら臨床見学をさせてくださいとお願いをしました。

そうして最初の治療で、第3頚椎（脊椎の中の首の部分で上から3番目の骨）にロックがかかっており、このため首を後ろに倒す時に顔が曲がっている（回旋している）という衝撃的な事実がわかりました。自分のことなのに「首を後ろに倒す時に顔が曲がっている（回旋している）」事すら気づいてなかったのです。

施術前のテストでその点を指摘されて驚きましたが、施術後に回旋が修正されている事にさらに驚きました。恐らく、交通事故の際に首が後ろに倒れて、これ以上倒れるのを防止するため、自らが第3頚椎をロックしてしまったのではないかとのことで、治療を受けるまでずっとロックがかかった状態だったようです。

ザ・ヤマサキ・システム（旧バイタルリアクトセラピー）の良いところは、治療の結果が施術後にすぐにわかる点と患者自身がその変化を実感出来る点であると思っています。

まるで魔法のようなこの技術を習得するには、医療系の国家資格が必須となっており、柔道整復師の専門学校で勉強しようという自分の決断がこんなところで結実するとは思いもしませんでした。また2回目の治療と臨床見学からは、本格的な修行を開始していただける運びになりました。ちょうどタイミングよく山﨑先生と岩瀬先生との間で、後進を育成していく話が進んでいたため、そのレールに自分が乗ることができ、とても幸運でした。

現在は、月1回の治療と臨床見学を行わせていただいておりますが、ダメ出しや「治療でなくて壊している」と言われ、報告書にもそのままの事実を記載しております。

報告書を読み返すと流石に凹んでしまいますが、諦めることなくがむしゃらに岩瀬先生の流儀を会得するべく今後も努力をしていく所存です。

未来の医療のあり方

いままでお話してきた見方、考え方を基盤としたいわせシステムをみなさんはどう思われるでしょうか。

現在の医療がこのようなトリートメント、いわせシステムを理解して、世界中の人々が気軽にチョイスできればと、私はその体制づくりに力を注いでいます。科学技術がさらに発展してそのような時代が訪れたなら、人類はもっと大きく飛躍するのではないかと思います。

現行の対症療法も大変重要な医療ですが、真に健康で充実した人生を提供する「ヒューマン・アップグレード・システム」の考え方を理解し利用してもらえたら、多くの人がご自身のパフォーマンスを存分に発揮できるようになるはずです。各国の生産性は向上するし、みなさんの健康寿命が延びれば研究者や専門家の健康寿命も延びて、新たな文明を切り拓く大いなる力となるのではないでしょうか。

さらに医療や福祉にかかる費用も削減でき、その資源を人類のアップグレードに向けることもできます。

山﨑雅文先生のお話で「並の医療は病気を治し、上等な医療は人を治し、真の医療は国を立て直す」というようなことを聞いたことがありますが、私もその通りだと思います。

それから真の健康は一人ひとりの幸せづくりにも繋がります。

仏教のものの見方の章でもお話ししたように、私たちの住んでいる世界は、目で見て、耳で聞いて、鼻で匂って、舌で味わい、肌に触れて、心で感じている世界です。

それを受け止める神経ネットワーク、生命維持システムを最適化するシステム・トリートメントがなければ、私のようにトラブルにあった後、苦悩の闇から戻れません。

仏教の人生観にある「八正道」を実践すること、正見・正思・正語・正業・正命・正精進・正念・正定の正しい生き方にも、「ヒューマン・アップグレード・システム」を理解し、その効果を享受することは役に立つのです。

釈尊は涅槃に入る前に、法灯明、自灯明と言って、「法を島として生きよ、自らを島として生きよ」と遺言しています。法というのは仏法のことです。自らを島とするためには人としての「姿勢とからだの働き」を正しく整える必要があるのです。

「ヒューマン・アップグレード」というキーワード、ITやAIの最前線では、私たちの意識をコンピューターに伝送して、その中で永遠の命を得ようと試みています。ITやA

Iの技術革新は驚くほど速く躍進していますから、このような試みは近い将来実現するでしょう。

そうであったとしても、かけがえのない大切な命、この地球に命が灯されてから一度も消えることなく繋がってきた「あなたの命」、その命を使い切ること、まっとうすることが何よりも大切であると、私はこの本を通じてお伝えし、いまそれを痛感しています。

その命が燃え尽きるまで、真に健康でしあわせな充実した人生を得るために役に立つトリートメント、いわせシステム、それが「ヒューマン・アップグレード・システム」であって欲しいのです。

森章司先生に、「釈尊のさとりとは何を目指していたのでしょうか」とお聞きしたことがあります。森先生は「それはしあわせになることだよ」とおっしゃいました。未来の医療も、みんなのしあわせづくりを目指してほしいと心から願います。

テクノロジーやアプローチの仕方、検査機器などは、これからもさらに開発され、良いものが発明、発見されるでしょう。それは積極的に取り入れるべきです。見る世界は広ければ広いほど「正見」は広がるのだから。

しかし、本書で述べたとおり、大切なのはものの見方、心、スピリットなのです。

「ヒューマン・アップグレード・システム」を継ぐ先生方には、ぜひこのことだけは守ってほしいのです。

私は自らの体験から「姿勢とからだの働き」「生活習慣と環境」に着眼した「ヒューマン・アップグレード・システム」に導かれ今日までできました。このまま引き継いでもらっても良いし、先生方が経験したこと、得意とすること、学んだことをつけ足しても、省いても良いのです。ただし、施術前、施術後の検査・分析を怠ることなく、「正しい結果」を再現できないアプローチは排除して、患者さまや施術者に負担を与える方法を採用してはいけません。治療は確かなものでなければならないのです。

このことさえ守れば、釈尊の教えが二千五百年後の今の私たちに継承されたように、「ヒューマン・アップグレード・システム」も、末永く人類に貢献するシステムとなるでしょう。そして、人類に真の健康としあわせをシェアし続けるのです。

岩瀬和仁論

森　章司

岩瀬和仁くんは真っすぐで純粋な人です。これと信じるものには夢中になって突き進みます。しかも夢中になるものが一つではないので、家族も何もかもほっぽり出すという傾向があるようで、本人は「大丈夫です」と言いますが、私は応援しつつも反面ではとても心配しています。

この本も信じるものの一つで、筆者の「私の近くにはあなたと同じような治療をしてくれる人がいないので困っている。あなたの開発した治療法の大元になった原理とその方法論を会得している後進が一人でも多く出てほしい」という筆者の言葉を真正面から受け止めてくれた結果です。そして脇目もふらずに執筆に突入したので、実は彼の健康をはじめとして、奥さんや子供のこと、それに肝心の仕事への影響のことなども心配していたのです。

こんな一途さは最初に出会った時からありました。彼が大学1年の夏休みのことでしたが、私が顧問をしていた「親鸞思想研究会」という変な名のサークルの合宿研究会を新潟で開くことになって、彼の同級生の一人がナビ役で、彼がマイクロバスを運転してくれました。その同級生も誠に優秀なナビゲーターで、また岩瀬くんの運転ぶりにも安心して、2泊3日の研究会はスムースに進みはじめました。そして高速道路を下りた近くの食堂の1室を借りきって、カレーライスの昼食をとることになりましたが、先輩たちが面白がってお替わりをさせるのですが、それを嫌がりもせずに次から次へと片づけるのでした。

今考えると、夢中になって驀進するためには、相当なエネルギーを必要とするでしょうが、その源泉はこの食べっぷりにあるように思います。私は彼とは真反対の小食家です。この本の粗稿ができたつい2ヵ月ほど前に岩瀬くんと二人で、保養と意見交換がてらに秩父の温泉に行きました。実は私は、日本旅館に泊まるのはあまり好きではありません。というのは、夕食はアルコールさえあれば充分なので、出る料理のほとんどすべてを残すことになって、旅館には誠に申し訳ない思いをするからです。しかしながら彼と一緒なら安心して泊まれます。彼は私の分もぺろっと平らげてくれるからです。

この彼の一途さが、著者略歴にある卒業論文にも表われています。この論文は主査の私が指導しましたが、でき上がったものは上・下2巻に分けられ、数百ページに及ぶ大学生の卒業論文とはとても思えないものでした。

この「異安心・越後の頓成・英巌の基礎的研究」という論文は、江戸時代末期の、越後高田（今の上越市）の西方寺の住職であった英巌（字を頓成という）という学僧の異安心（宗義論争）事件をテーマにしたもので、京都の大谷大学にある資料を中心にして、彼が西方寺さんの近くの宿泊所に泊まり込んで、私が貸したコピー機でそのお寺にある資料を片っ端から複写し、これらを整理研究したものです。

一昨年の夏に、私が「親鸞研四人旅」と呼んでいる、私の誕生日を祝ってくれるインド哲学科の卒業生三人との旅行で上越市に行った時に、西方寺さんにも訪問させていただきましたが、今の住職さんもたいへん喜んでくださいました。卒業生三人というのは岩瀬くんと彼の先輩二人で、この二人は先述しましたサークルの創立メンバーです。

また彼の履歴には、ロータリークラブの会長をしたことなども記されていますが、事業の一線から退いた方ならともかく、彼はまだ自分の接骨院を一人で切り盛りしなければならない立場にあったのですから、その一途ぶりをヒヤヒヤしながら見ていました。奥さんのご意見は伺っておりませんが、ご母堂さまはご心配をされていたようです。

ところで本書の粗稿をざっと拝見した時に私は、本の帯には「病気は根から断たなきゃダメ」なんてしたらどうかと提案してみました。しかし彼は自分は医師ではなく、人間が本来もっている生命力を活性化する手助けをしているだけだという自覚があったからでしょう。私の提案は採用してくれませんでした。しかし完成稿を読ませていただいた今では、その理由もよくわかります。

私は三度にわたって彼に助けられました。1回目は私が平成5年に、四人の私の教え子たちの協力を得て始めたお釈迦さまの伝記研究の、23冊におよぶ個別テーマに関する研究報告書の最終巻を平成31年3月に刊行した際、その総まとめのために年号が令和に変わった頃の1ヵ月間ほど、協力者の一人と一緒に行った合宿研究の間のことでした。その時私は口を大きく開けると痛みが走るようになり、食事もごく少量ずつをお上品に開けて、おちょぼ口で取らなければないような状態となりました。そこで休みを1日もらって病院に診療を受けに行きました。病院では顎周りはもちろん、上半身を含めたレントゲン写真を撮ってもらいましたが、診察後の診断は第2頸椎が少しずれているという所見だけで、どうこうせよという処方はしてもらえませんでした。

そこで試しに岩瀬くんに電話をしてみました。すると即座に、「大きく口を開けると、耳の下に上顎と下顎をつないでいる部分にくぼみがあるから、そこに指を入れて脳天に突き上げるように押してください」と指示してくれました。そこでそうしてみるとたちまちその症状がなくなり、いつもどおりに食事ができるようになりました。

2回目はその同じ年（令和元年）の8月初めのことでした。ある日の朝、目が覚めてトイレに行こうとした時、両足裏が痛くて立って歩けなくなっていました。しかしこの痛みは時間が経てば自然に治るので、そのまま放ってありました。

しかしその9日にたまたま岩瀬くんと会う機会がありました。これは上記の「親鸞研四人旅」で、京都から城崎温泉に行く山陰本線の車中で相談しました。彼によるとこれはスターティング・ペインというそうで、他の一人も私とは症状が違いましたが、朝起きがけに足に痛みがあるということでした。そして旅館での酒を飲みながらの歓談中に、彼はこのスターティング・ペインを治す運動を実演してくれました。それは仰向きに寝て、両手で足首を太もものところに押し付けて固定し、足首を左・右方向に円を画くように回転させるという運動です。

彼の言うように最初はうまく円をかけませんでしたが、それ以来毎朝この運動を続けていますので、今では完璧に円を描けるようになっています。そのおかげであれ以来上記のような症状はなく、毎朝起きがけから元気に活動できるようになっています。

そして3回目は今からたった2ヵ月前のことです。それ以前から便が固くなって排泄に苦しむようになっていましたから、かかりつけの消化器系がご専門のお医者さんに相談してみました。お医者さんは、老齢になると固くなるもんだということで、便を柔らかくする薬を出してくださり、毎日朝夕の2回ずつ飲んでおりました。しかし一向に回復には向いませんでした。

その後、先述の秩父温泉に岩瀬くんと二人で旅行した時に、例によって酒を飲みすぎたせいでしょう。自宅に帰った翌日にいつもより便が固くなって、肛門から指で掻き出さなければならない事態になってしまいました。以前にも一度そういうことがあって、その時に別のお医者さんでしたが、そのお医者さんに掻き出していただいたことがあって、要領はわかっておりましたが、家内にも手伝ってもらって、それはもう大騒動でした。

そこでやっぱり岩瀬くんに電話で相談することになりました。彼は、それは自律神経がうまく働いていないのだろうと言って、「寝る時に、軽くフェーザー・タッチでお腹のおへの周りを右手で１００回、左手で50回なでてください」と教えてくれました。そのようにしたら、翌日からまだ固いながらも安産できるようになりました。それからは朝と晩に岩瀬ナデナデ運動を続け、今もお医者さんの薬を飲んではいますが、お陰さまで毎日そう苦労しないで排便が続いています。おそらくこの運動は死ぬまで続けることになるでしょう。汚い話で誠に失礼いたしました。

以上のように岩瀬くんは私を三度にわたって救ってくれました。彼のところには日本全国はもとより、世界各国から診療を受けに訪れる人がいるようで、このような話は引きもきらないようです。

私への彼の処置は、電話による相談と車中での相談に答えてくれたもので、誠に簡単なアドバイスでしたが、しかしその効果は絶大なものした。だから学者にあるまじき発言のように思われるかもしれませんが、私には彼の治療は、まさに奇蹟のように感じられます。

しかし考えてみれば、彼はその対処方法を指示してくれただけで、私がそれを信じて忠実に実行したからこそ回復したと言えるかもしれません。しかしまぎれもなく彼が、私の身体のことをよく知ってくれていて、私自身がもっている自然の治癒力を引き出してくれたのです。

眩暈もちの私は、テレビや新聞の「10秒の運動で眩暈が消える」とか、「この薬で耳鳴りが治る」などの広告などにおどらされて、運動もし、また薬を飲んでみたりしましたが、まったく効果がなかったという経験をして以来、そのような広告に不信感を募らせるようになっていました。そこで私の家内は、私が岩瀬くんの指示をまったく疑わずに信頼する姿を見て、2回目までは「岩瀬さん信者」といって揶揄していましたが、2回目以降はそれがぷつりとやみました。

本書をお読みいただければ、岩瀬くんは因泥哲彦先生やパウル・シュミット先生、山﨑雅文先生の教えに心酔しながら、お釈迦さまの教えの探究にも一途に取り組んでいることがおわかりになると思います。これらを統合して彼は独自の「ヒューマン・アップグレード・システム」なる生命力復元システムを築き上げたようです。

岩瀬くんは、科学的視野に立つ医に関する豊富な知識を持つ、勝れた自然治癒力の整復師であり、生命の神秘を探究する真摯な宗教家でもあるというのが、私の尊敬する「岩瀬和仁論」の結論です。

２０２４年４月17日

※本書刊行にあたり、私の師より以上のありがたい一文をいただきました。よって掲載させていただきました。

あとがき「一本道」

愛真道場いわせ接骨院を創業して早いもので24年の歳月が経過しようとしています。治療の道を歩み始めて34年、その道は一本道。コツコツと毎日、臨床の実践、知識、技術、哲学、ものの見方、考え方、アイディアなど様々な学びを積み上げていくしかありません。いままで、たくさんの先達に教えを乞うてきました。

所沢の因泥哲彦先生には9年半お側で治療の心構えを教えていただきました。

愛真道場いわせ接骨院の開業準備の頃、波動の会の大木定子会長から正体波動法の理論と実践を伝えていただき、家相の観方や場づくりも教えていただきました。

理学療法の機器を使う施術法を立川のいわさき痛みの整骨院、院長の岩崎治之先生に学び、日本レーザー治療学会やペインクリニック学会へも同行し、医師の先生方の考え方、アプローチの仕方を学びました。

三鍼法の林義貢先生からは東洋医学の観方と気功を学びました。同じ頃、東京工業大学名誉教授で医学博士の樋口雄三先生には高次元医療を垣間見させていただきました。

また母校である東洋大学文学部印度哲学科の先輩であり、名誉教授で文学博士の森章司先生には生涯の心の師として、常にご薫陶をいただきながらその業績を拝見させていただいております。

パウル・シュミットの精神を受け継ぐ、ドイツ振動医学推進協会の先生方、Dr.ジモン、Dr.／HP.シュスマンご夫妻、パウル・シュミット・アカデミーのブンケンブルク女史、そしてスコットランドのHP.トーマス・ウォーリオア先生、一般社団法人 BnPS-Japan の熊田洋子女史、そしてレヨネックス財団法人Ｐｒｏｆ・ハイメス、野呂瀬民知雄氏には、パウル・シュミットのバイオレゾナンス健康法のご指導をいただき、無力ながら普及活動の一翼を担っております。

そして何よりも、ザ・ヤマサキ・システムの創始者、「治療の道」の師である山﨑雅文先生とは、まさに私の治療の道を決定づける千載一遇の出会いでした。

治療の道は一本道、決して飛び越えることはできません。山﨑先生もまさに治療の道をコツコツと歩まれ、故Dr.ピアースの切り拓かれた道を、そして今は、まだ誰も踏み入っていない道なき道を山﨑先生は切り拓かれています。

私たちは、その道をやはりコツコツと歩み続け、次の人達が通る道を踏みかためていくのです。そして、いつの日かDr.ピアースが、そしてパウル・シュミットが灯したロウソクの灯火が、世界中の人々を照らす光となることを祈り、願い、この一本道を歩み続けます。

最後までおつき合いいただき、ありがとうございました。

本書出版の機会を提供してくださった株式会社知道出版の奥村禎寛編集長には、執筆にあたり多くの助言をいただき、ありがとうございました。

本著に書ききれなかったこと、日々の臨床を通じての新たな発見などについては、いわせ接骨院メールマガジン「健康の玉手箱」で配信して参りますので、ご登録いただければ幸いです。

著者

◇参考文献

『仏教思想の発見—仏教的ものの見方』森章司（渓水社１９９０年）
『ブッダと如来　—釈尊のなかの人間性と永遠性—』森章司（恒河書房２０２３年）
『ハイテク療法「バイタル・リアクト・セラピー」が生命力を活性化させる！』山﨑雅文（現代書林２００５年）
『確かな結果が出せるバイタルリアクトセラピー』山﨑雅文（現代書林２０１０年）
『vitalreact』山﨑雅文　2016.2.20 第一版・二版　修正
『RESULTS Update August 1993』Valter V.Pierce,D/C.,P.c　山﨑雅文監修
『「原因思考」の健康改革』ヴィンフリート・ジモン著（イースト・プレス２０２３年）
『ペインクリニック診断・治療ガイド　第2版』若杉文吉監修（日本医事新報社２０００年）
『運気論入門』林義貢監修（たにぐち書店２００３年）
『自然体で生きる』因泥哲彦（成星出版１９９７年）
NeuroPatholator Patient Education software by Visual Odyssey

メールマガジン配信中

『健康の玉手箱』

ご登録はこちら

https://home.tsuku2.jp/merumaga_register.php?mlscd=0000057672

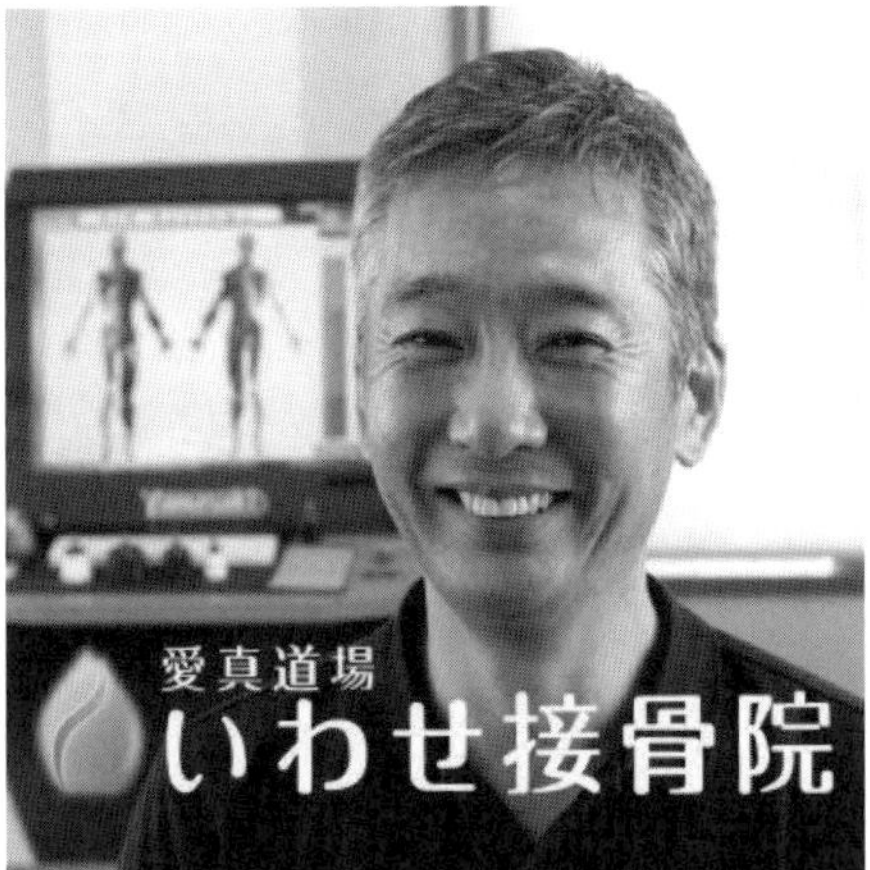

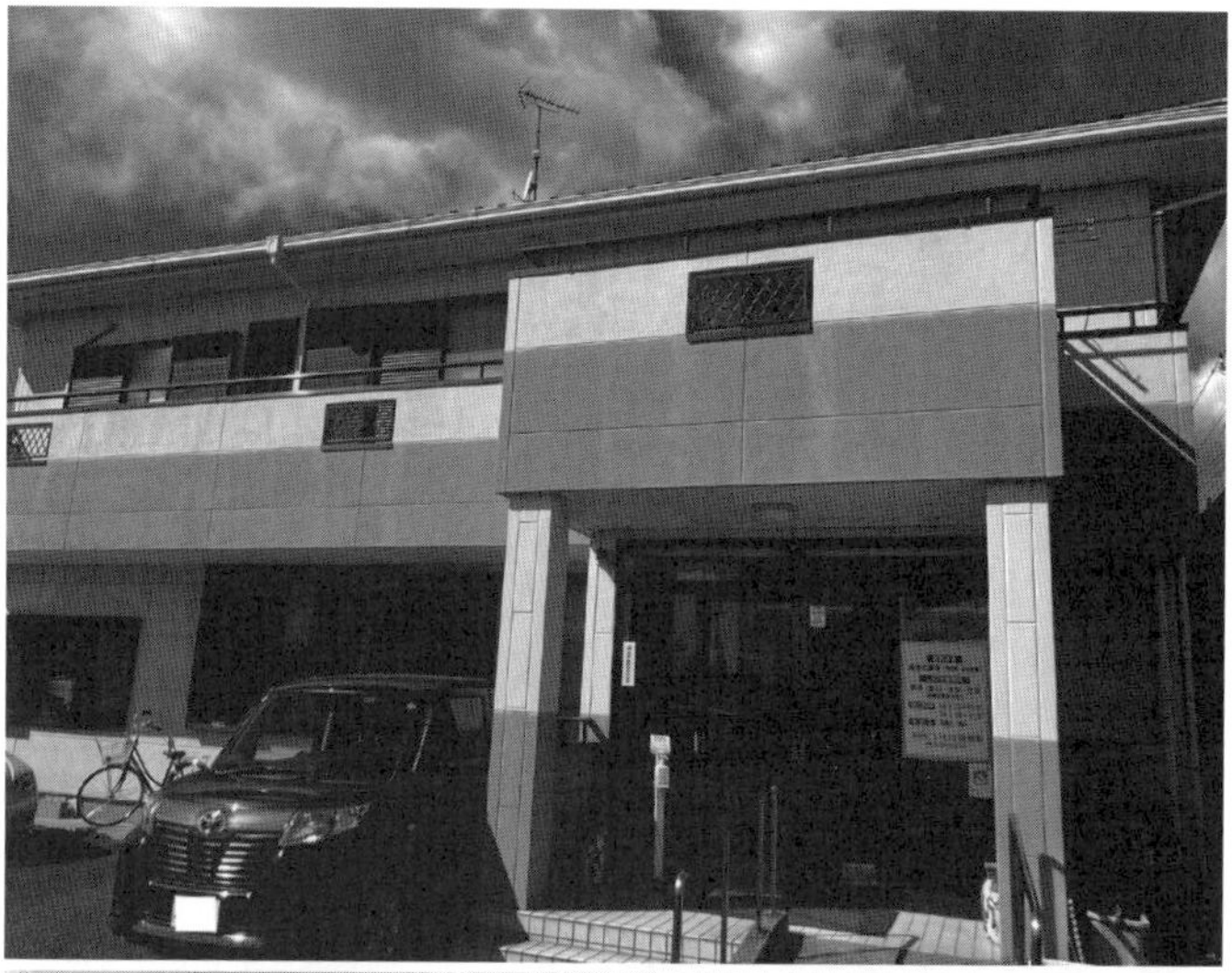

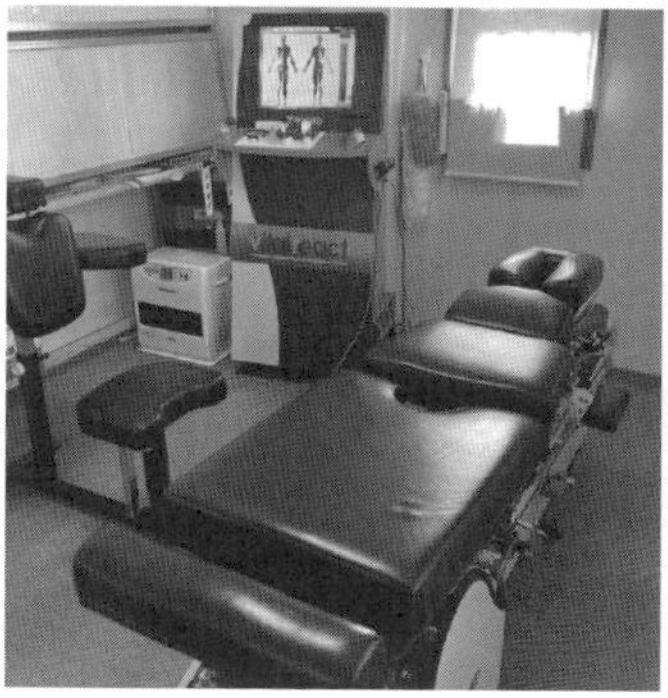

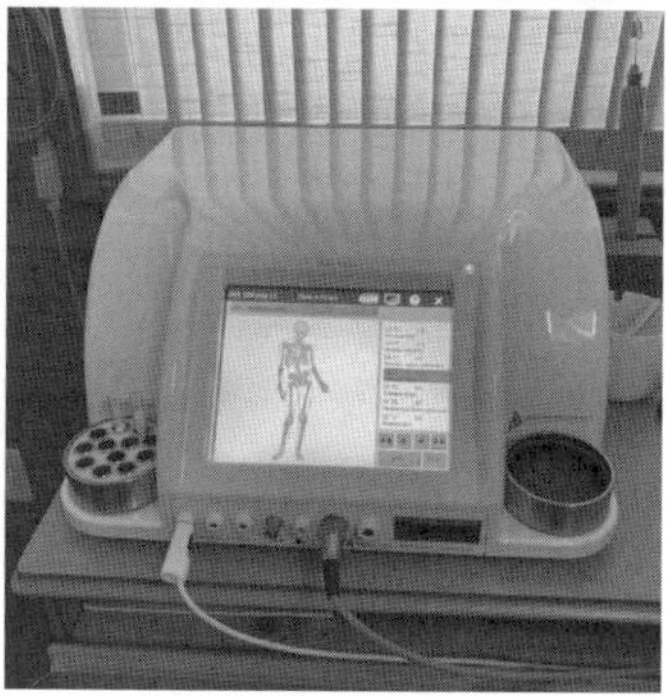

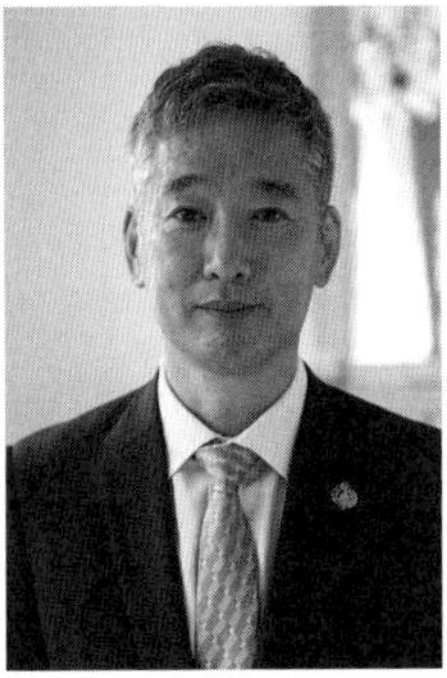

著者プロフィール

岩瀬和仁（いわせかずひと）

1967年7月8日　千葉県生まれ。

愛真道場いわせ接骨院院長（柔道整復師）。株式会社IWASE　代表取締役。

健康長寿デイサービスいわせ　代表。

東洋大学文学部印度哲学科卒。学校法人日本体育会日体柔整専門学校卒。

パウル・シュミット式バイオレゾナンスセラピスト養成講師。

茂原ロータリークラブ2021～22年度会長、一般社団法人茂原青年会議所シニアクラブ会長、社会福祉法人茂原市社会福祉協議会理事、茂原市国際交流協会理事。

『異安心・越後の頓成・英巌の基礎的研究』上・下巻　東洋大学校友会学生研究奨励賞受賞。

著書として『生体物理刺激と生体反応』大森豊明編第4編第16章・塩マッサージによる生体反応」共著（フジテクノシステム2004年)、『テラヘルツテクノロジー～発生・計測・応用技術・展望～』大森豊明監修第3編第11章「テラヘルツ光の末梢神経刺激による生体反応」共著（株式会社エヌ・ティー・エス2005年)。

『健康の玉手箱』メールマガジン配信中
https://home.tsuku2.jp/merumaga_register.php?mlscd=0000057672

健康《けんこう》を実感《じっかん》できるいわせシステム
—生命《せいめい》を活性化《かっせいか》すると人生《じんせい》が変《か》わる—

2024年6月6日　初版第1刷発行
著　者　岩瀬和仁
発行者　友村太郎
発行所　知道出版
〒101-0051 東京都千代田区神田神保町1-11-2
天下一第二ビル3F
TEL 03-5282-3185　FAX 03-5282-3186
http://www.chido.co.jp
印　刷　ルナテック

ISBN978-4-88664-367-4